LÉON & JULES RAINAL FRÈRES

ORTHOPÉDIE

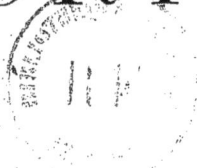

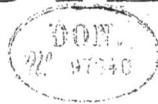

DÉVIATIONS DU RACHIS

MAL DE POTT

LUXATIONS CONGÉNITALES

COXALGIE

OUVRAGE ORNÉ DE 98 GRAVURES

PARIS

MASSON ET Cie, ÉDITEURS

LIBRAIRES DE L'ACADÉMIE DE MÉDECINE

120, BOULEVARD SAINT-GERMAIN

1901

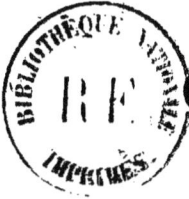

ORTHOPÉDIE

Les gravures contenues dans cet ouvrage ont été exécutées par M. De Ruaz.

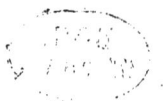

En vue d'une deuxième édition les auteurs accueilleront avec reconnaissance tous les documents que l'on voudra bien leur adresser sur l'histoire de l'Orthopédie.

L. et J. Rainal Frères.
23, rue Blondel, Paris.

LÉON & JULES RAINAL FRÈRES

ORTHOPÉDIE

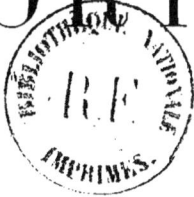

DÉVIATIONS DU RACHIS

MAL DE POTT

LUXATIONS CONGÉNITALES

COXÁLGIE

OUVRAGE ORNÉ DE 98 GRAVURES

PARIS

MASSON ET Cⁱᵉ, ÉDITEURS

LIBRAIRES DE L'ACADÉMIE DE MÉDECINE

120, BOULEVARD SAINT-GERMAIN

1901

TABLE ANALYTIQUE

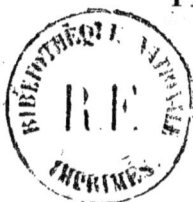

LIVRE III. — DE LA LUXATION CONGÉNITALE DU FÉMUR

LIVRE IV. — DE LA COXALGIE

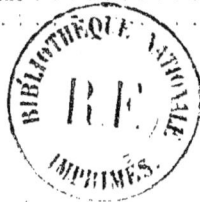

ORTHOPÉDIE

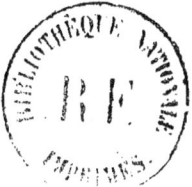

AVERTISSEMENT

L'accueil favorable que le corps médical a bien voulu réserver à notre modeste étude du *Bandage herniaire* nous a engagés à traiter, d'une manière analogue, les plus intéressantes questions de l'orthopédie courante.

Nous présentons aujourd'hui au lecteur un volume consacré aux déviations, au mal de Pott, à la coxalgie et à la luxation congénitale de la hanche. Un simple coup d'œil jeté sur la *table* qui précède montrera que nous avons voulu seulement esquisser le traitement *orthopédique* de ces affections, en nous appuyant sur l'autorité des chirurgiens spécialistes les plus compétents en la matière. Soucieux de nous conformer toujours étroitement aux indications qui nous sont données par le corps médical, nous n'avons jamais songé un instant à sortir de notre rôle d'exécuteurs fidèles de leurs prescriptions.

Depuis que Andry créa, il y a plus d'un siècle et demi, cette appellation si heureuse d'*orthopédie*, la branche de la chirurgie vouée à la conservation des formes et fonctions a subi d'incessants progrès. Ces progrès sont, du reste, liés à ceux de l'industrie autant qu'à ceux de la médecine elle-même. L'art de prévenir et de corriger les difformités est (on peut le proclamer sans crainte) définitivement sorti de sa phase empirique.

En dépit des découvertes de l'antisepsie et de l'application plus large

1

des modificateurs hygiéniques, le règne des appareils, pour être moins absolu, n'en a pas moins continué à rendre les plus utiles services à l'art de guérir.

Au xxᵉ siècle, la correction des difformités congénitales ou acquises s'appuiera sur l'action curative combinée de la chirurgie, de l'hygiène et de la mécanique; cela n'est pas douteux.

Terminons en disant que nous sommes et voulons rester de simples artisans mécaniciens, désireux seulement d'apporter notre concours toujours empressé au corps médical et de conserver pleinement sa confiance.

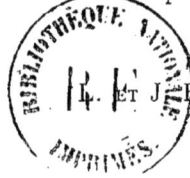

L. ET J. BÉRAINAL, FRÈRES.

LIVRE PREMIER

—◇—

LES DÉVIATIONS DE LA TAILLE

« Delpech avait apporté une telle
importance à la gymnastique, qu'il ne
concevait pas la possibilité de traiter
la scoliose sans le secours des exercices musculaires. Mais jamais, la
gymnastique générale ou symétrique,
même entre les mains des plus habiles,
n'a pu modifier une scoliose au point
de la ramener du 3ᵉ degré au 1ᵉʳ ; *il
faut le concours des corsets orthopédiques.* »

PIERRE BOULAND.

I

APERÇU HISTORIQUE

§ 1. — AMBROISE PARÉ (1564)

De ceux qui sont voûtés, ayant l'épine courbée.

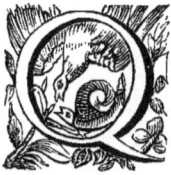

UELQUES-UNS, et principalement les filles, parce qu'elles sont plus mollasses, deviennent bossus, pour ce que leur épine n'est pas droite, mais en arc ou en figure de S et tel accident leur advient, parce que quelquefois par chute ou coup ou par quelque vice de se situer. Ou pareillement, parce que les folles mères, sitôt qu'elles voyent leurs filles se pouvoir tant soit peu tenir debout, leur apprennent à faire la révérence, les faisant baisser l'épine du dos, de laquelle estant encore les ligaments laxes, mols et gléreux, en se relevant pour la pesanteur de tout le corps dont l'épine est le fondement comme la carine d'un navire se contourne d'un costé et d'autre et se ploye en figure de la lettre S, qui fait qu'elles demeurent tortues et bossues, quelquefois boiteuses. Aussi, plusieurs filles sont bossues et contrefaites pour avoir, en leur jeunesse, trop serré le corps. Qu'il soit vraye, on voit que de mille filles villageoises, on n'en trouve pas une bossue, en raison qu'elles n'ont eu le corps estraint et trop serré. Parquoy les mères et nourrices y doivent prendre exemple. Pour réparer et parer tel vice, on leur fera porter les corcelets de fer deslié, lesquels seront troués, afin qu'ils ne pèsent pas tant, et seront si bien appropriés et rembourrés, qu'ils

Fig. 1825. — Corselet pour dresser un corps tortu (1664).

ne blesseront aucunement et seront lesdits corcelets changés souventes fois, si le malade n'a accomply ses trois dimensions, et à ceux qui croissent, le faudra changer de trois mois en trois mois, plus ou moins, ainsi que l'on verra estre nécessaire; car autrement, au lieu de faire du bien ils feront du mal. »

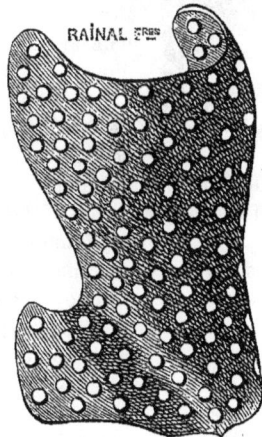

§ 2. — GLISSON (1668)

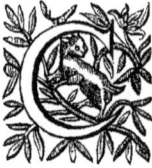

'EST Glisson qui démontre, le premier, que la suspension artificielle du corps est un moyen efficace de redresser les courbures des os, les distorsions des articles et d'allonger la taille. En conséquence, il préconise leur usage au profit des enfants *rakitiques*.

« Avec les bandes, dit-il, on saisit la poitrine de l'enfant par-dessous les aisselles ; la tête par-dessous le menton, et les mains dans deux anses, de manière qu'en l'élevant en l'air, le tronc et les extrémités inférieures sont soutenues, en partie par la tête, en partie par les mains et en partie par-dessous les aisselles. » L'enfant étant ainsi suspendu, on le balance de côté et d'autre *pour l'amuser* ; Glisson prétend, en effet, que le jeu lui plaît plutôt qu'il ne l'ennuie, *pour peu surtout qu'il y soit déjà fait*. Il ajoute que quelques praticiens du xviiᵉ siècle, pour augmenter l'action orthopédique de ce moyen, assujettissaient des sabots de plomb, ou quelque autre poids, aux pieds de l'enfant, principalement du côté court, afin de l'étendre davantage. Cette machine est connue sous le nom d'*escarpolette anglaise*, et est décrite, pour la première fois, en France, dans l'ouvrage de Levacher de la Feutrie, que nous analyserons bientôt.

§ 3. — NÜCK (1692)

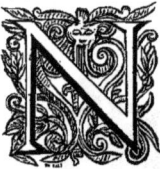

UCK inventa une machine pour redresser le cou tors, par la rétraction des muscles cervicaux. Cette machine est composée (fig. 1856) d'un arc AA et d'un large collier B. Les deux cornes CC sont éloignées l'une de l'autre d'environ dix-huit pouces et portent chacune un anneau de fer DD. Le sommet E de l'arc reçoit la tige de l'anse F qui porte la corde G. Le collier B est fait avec deux bandeaux de futaine, unis ensemble par leurs extrémités et venant s'attacher aux anneaux DD. A chacun des bords internes de ces bandeaux, sont fixés quatre rubans HHHH, assez longs pour pouvoir se nouer en rosette.

On fixe au plafond une très forte poulie, dans laquelle on passe l'extrémité libre de la corde G, et en tirant cette extrémité on élève la machine en l'air.

La manière d'employer cette machine consiste à l'abaisser à la hauteur des épaules de l'enfant. On lui fait passer la tête dans le collier, de manière que l'un des bandeaux porte sous le menton et l'autre sous l'occiput.

On hisse après cela la machine doucement, et l'enfant en même temps, jusqu'à ce qu'il ait perdu terre. On l'amuse dans cette situation et on le laisse jusqu'à ce qu'il donne des signes de souffrance. Dans les premiers jours, il peut à peine y rester une minute, et quelques mois après il ne se plaint pas, dit-on, au bout de dix à douze minutes et même plus. Il faut en faire usage jusqu'à ce que les difformités soient effacées, et les parties assez raffermies, pour qu'il n'y ait plus lieu d'appréhender la rechute.

Après avoir fait la précédente description, Levacher de la Feutrie condamne la suspension par la machine de Nück, qu'il trouve d'un usage dangereux. L'effort de la traction se portant toujours sur le col et sur les parties les plus voisines du crâne, n'y a-t-il pas tout lieu de craindre, dit-il, qu'ils en viennent au point de ne plus résister, et de laisser, à force de s'allonger, la pesanteur agir toute sur les premières vertèbres cervicales et sur les ligaments qui les unissent?

Ces ligaments ne se relâcheraient-ils pas assez pour craindre la luxation de l'apophyse odontoïde, capable de causer la mort sur-le-champ?

N'est-ce pas ainsi que, quelquefois, on l'a vu arriver à certains enfants à qui, comme on dit, *on faisait voir leur grand-père*? Que leur faisait-on autre chose qu'étendre le col, en tirant la tête par le moyen du poids du corps, de la manière que le fait la machine à suspension? Elle ne convient donc pas pour remédier aux déviations de la colonne, conclut Levacher de la Feutrie.

En dehors de ces dangers, plutôt rares, comme l'extension ne peut être employée continuellement, la machine de Nück présente de grands inconvénients et est extrêmement fatigante. Le poids du corps entier, quelque maigre qu'on le suppose, augmente tous les jours, à mesure que l'enfant croît et se fortifie.

Fig. 1856. — Machine de Nück (1692).

Des muscles, aussi peu vigoureux que ceux du cou, peuvent-ils donc supporter l'effort d'un poids toujours croissant, tel que celui du corps entier, sans que leur action en soit singulièrement troublée?

L'avenir ratifia ces critiques de Levacher, empreintes du meilleur bon sens. Mais le principe thérapeutique de la suspension existait, dès lors, en orthopédie.

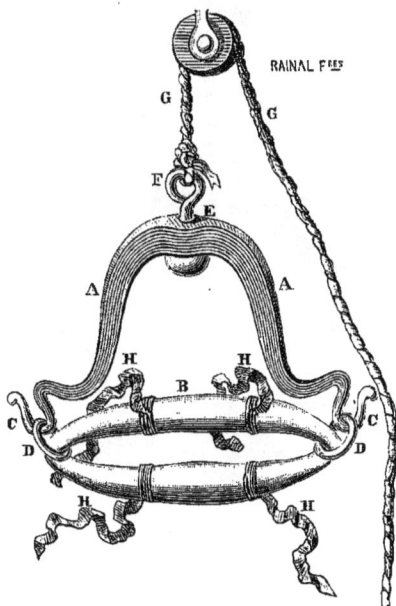

§ 4. — ANDRY (1743).

Soin qu'on doit prendre des clavicules et de la poitrine des enfants

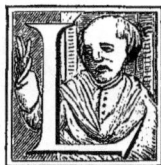

LES parens doivent empêcher avec grand soin, lorsqu'on emmaillotte leurs enfants, qu'on ne leur serre trop les épaules, ce qui ferait faire aux clavicules un arc plus voûté qu'il ne faut et rendroit la gorge moins large. Quand les enfants sont en robe, on doit, pour la même raison, leur donner des corps dont l'ouverture des manches puissent jetter suffisamment les bras en dehors et lorsqu'ils sont un peu grands, leur présenter un bâton suffisamment long qu'on leur fasse tenir horizontalement par les deux extrémités, les bras étendus. Le petit effort qu'ils feront alors, pourvu qu'on recommence souvent, obligera les clavicules à s'allonger et à s'aplatir. Il faut de plus faire sou-

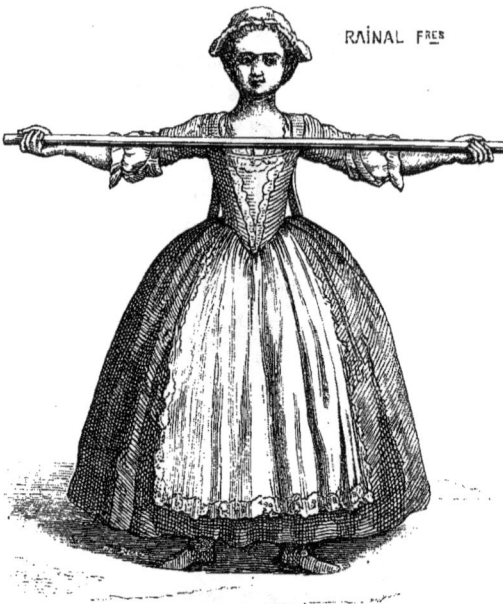

vent avancer aux enfants la poitrine en devant, et ne se point lasser de les tenir dans cet exercice. Le mouvement qu'ils feront pour en venir à bout repoussera les bras en arrière, et, par une suite nécessaire, forcera les clavicules à s'étendre.

La proportion des hanches et celle du ventre ne contribuent pas peu à la beauté de la taille, principalement dans personnes du sexe, car il faut qu'elles aient la taille fine et elles ne sauraient l'avoir telle, si les hanches ne sont un peu élevées. C'est cette élévation qui en fait la finesse et qui forme, dans les jeunes tailles bien faites, qu'on appelle taille en **Y**, laquelle leur donne tant de grâce.

Fig. 1824.

Attention qu'on doit avoir pour ce qui regarde les hanches et le ventre des enfants.

Pour empêcher que les enfants n'avancent trop le ventre, il faut empêcher, quand ils sont assis, qu'ils ne se tiennent renversés sur leurs sièges et les obliger de s'y tenir à plomb sur leur séant.

Une précaution bien nécessaire, pour garantir de ce défaut les enfants, c'est de prendre garde que la tablette du siège sur laquelle ils s'asseyent ne soit enfoncée dans le milieu, mais qu'elle soit tout à fait plate.

Quand on est assis renversé, le dos prend nécessairement une courbure creuse en dedans et quand on est assis dans un enfoncement, l'effort que l'on fait naturellement et sans dessein pour ramener le corps à l'équilibre, oblige la taille à se voûter encore davantage.

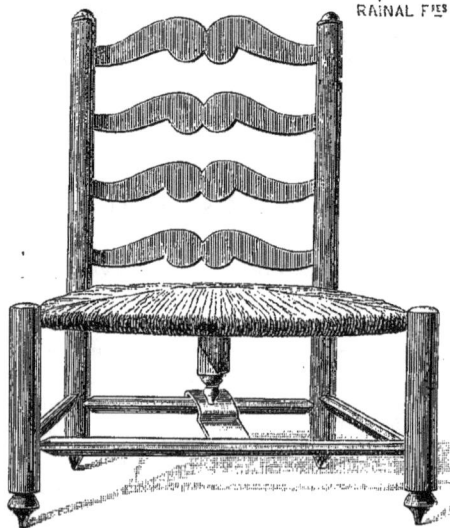

Fig. 1821. — Chaise de Andry (1713).

Une manière bien simple, pour remédier à l'enfoncement des fauteuils ou sièges dans lesquels on assied les enfants, c'est de mettre sous cet enfoncement une vis de bois qui monte et descende, sur laquelle soit passée une petite planche, en sorte qu'en tournant la vis, elle pousse la planche, et fasse monter en haut la paille qui est sous la chaise. Comme cette vis doit porter sur quelque chose qui lui serve d'appui, on la pose sur une traverse de bois dont on cloue en bas les deux bouts aux bâtons de la chaise.

En quelle situation les jeunes filles doivent coudre, lire, travailler en tapisserie, etc.

On ne doit point souffrir que les jeunes filles cousent ou lisent qu'en posture droite ; il faut qu'elles portent leur ouvrage ou leur livre à leurs yeux et non leurs yeux à leur ouvrage ou à leur livre, sans quoi leur taille se voûte infailliblement. Rien,

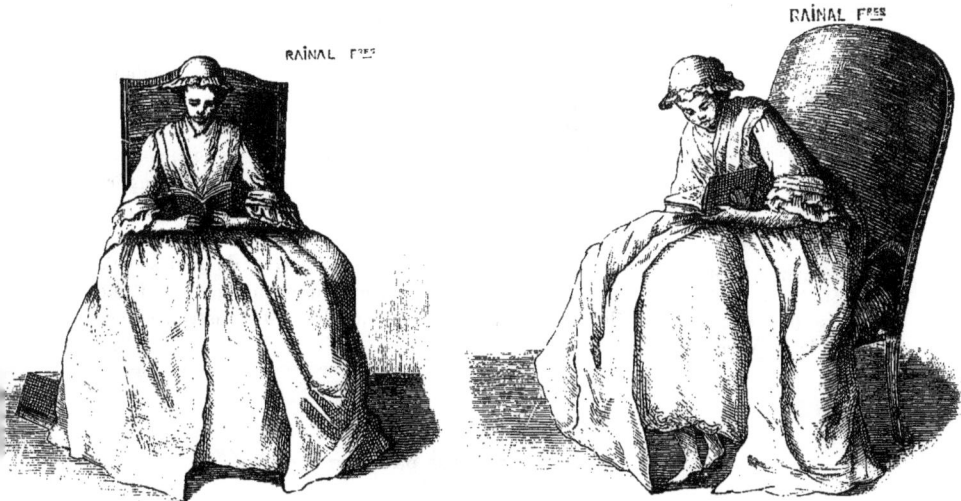

RAINAL F^RES

RAINAL F^RES

Fig. 1825.
Bonne position.

Fig. 1826.
Mauvaise position.

d'ailleurs, n'a plus mauvaise grâce qu'une jeune personne qui se tient penchée sur son livre ou sur son ouvrage, au lieu de les tenir à la portée de sa tête, en joignant doucement les coudes sur les côtés, et les pliant en devant, pour faire monter les bras à la hauteur qui convient aux yeux.

Moyens d'empêcher les enfants de porter mal la tête.

Si l'enfant n'a pas passé trois ou quatre ans, voici un moyen, doux et imman-quable, de le disposer, pour toute sa vie, à porter la tête droite. Les muscles n'ont pas acquis encore beaucoup de fermeté et ils obéissent aisément. Ainsi, c'est le temps favorable pour les réduire à ce que l'on veut. Ce moyen consiste en une men-

RAINAL F^{res}

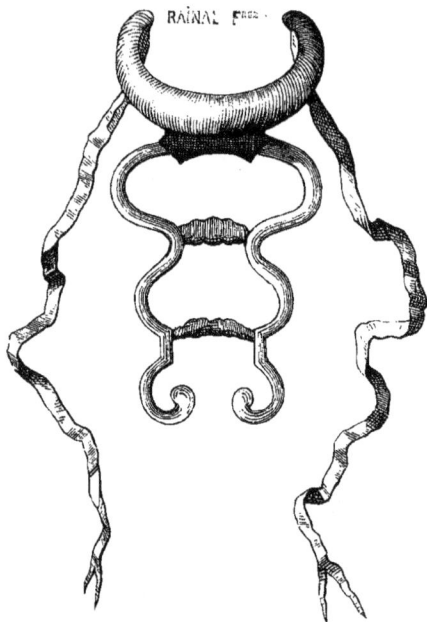

Fig. 1827. — Mentonnière de Andry (1745).

tonnière qui, soutenue en devant par deux fils d'archal, disposés en zigzag, auxquels elle tient, et appuyés par les deux bouts sur le bord de la voûte du corps piqué, à quatre doigts au-dessus de la gorge, vient embrasser le menton, et sans la moindre violence le repousse en haut. Cette mentonnière qui environne le col et dont la partie postérieure, qui représente les deux cornes d'un croissant, s'attache vers la nuque avec deux rubans, est une pièce ouëttée que les fils d'archal, disposés en zigzag, poussent en haut par une médiocre, mais assez forte résistance, pour que l'enfant, lorsqu'il veut baisser la tête plus qu'il ne le faut, en soit empêché par la mentonnière dont il s'agit, comme il le feroit par une main étrangère qui viendroit doucement se présenter sous le menton, pour le relever. Ces sortes de hausse-cols et autres du même goût ont été imaginés par M. Priou, célèbre maître à danser, qui les fait construire chez lui, rue de la Verrerie.

Épaules rondes. — Col enfoncé dans les épaules.

Pour empêcher les épaules de rondir, il faut avoir soin de porter les coudes bien en arrière, de les poser sur les hanches et d'avancer la poitrine. Il faut, pendant la nuit, coucher le plus à plat qu'il se peut ; et si une épaule est plus grosse, on fera coucher l'enfant sur le côté opposé à cette épaule, car l'épaule sur laquelle on se couche s'élève toujours sur la surface du dos.

Les nourrices, les sevreuses, les gouvernantes, qui suspendent sans cesse un enfant par la lisière en le soulevant en l'air, l'exposent à avoir le col enfoncé dans les épaules.

Les maîtres ou maîtresses à lire ou à écrire, qui font lire ou écrire un enfant sur une table trop haute et qui monte au-dessus des coudes de l'enfant (car *il faut qu'elle soit deux doigts plus basse*), l'exposent à la même difformité, d'avoir le col enfoncé dans les épaules.

Cet inconvénient est difficile à éviter, dans les écoles d'enfants, où il n'y a d'ordinaire qu'une même table pour tous, de quelque taille qu'ils soient ; en sorte que cette table, qui se trouvera proportionnée pour quelques-uns, sera trop haute pour un grand nombre d'autres, ce qui ne peut porter qu'un préjudice à la taille de ces derniers ; car ceux pour qui la table est trop haute sont obligés de lever les épaules plus qu'il ne faut, ce qui, à la longue, leur rend le col enfoncé, et ceux pour qui elle est trop basse sont obligés de se voûter et d'avancer les épaules en arrière, ce qui

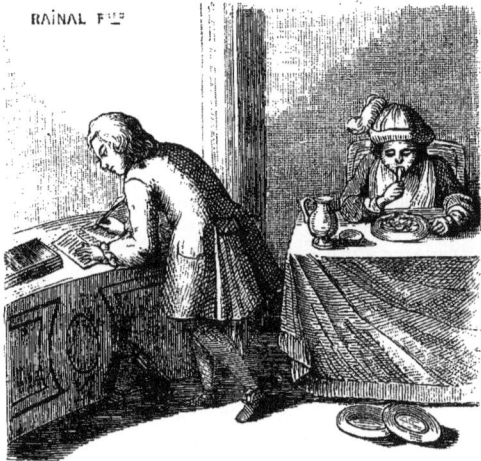

Fig. 1828.

leur fait courir le risque de devenir bossus, ou d'avoir au moins les épaules rondes. Ce que je dis des tables à écrire, je le dis des tables à manger. Il faut que la

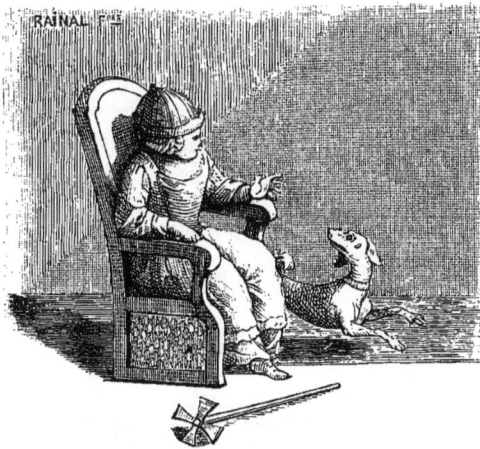

Fig. 1829.

table sur laquelle on fait manger un enfant ait la même proportion que celle sur laquelle on le fait écrire; c'est une attention très nécessaire et dont la plupart des parents ne s'avisent point.

§ 5. — ROUX (1762)

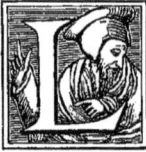

LA machine de Roux est composée de trois pièces, savoir : d'une ceinture, d'une colonne et d'une fourche.

La ceinture A A est une lame de fer dont les deux extrémités s'avancent jusqu'à l'épine supérieure de chacun des os des îles, et sont courbées de manière à embrasser la crête de ces os. Des courroies complètent cette ceinture sur le devant. Au niveau du sacrum existe une seconde lame b, b, s'attachant à la colonne B. A chaque côté de cette colonne on voit deux petits ressorts C C, dont l'action est de rappeler cette colonne à sa situation perpendiculaire. La colonne B est divisée en trois portions : C lombaire, D dorsale, E cervicale. La portion lombaire est un canal qui a deux doigts de large, qui cache une autre lame d'acier d, d. Le bord e est denté, l'autre f est à crémaillère; le pignon g répond au bord denté, le cliquet h répond aux crans de la crémaillère. La portion dorsale D s'élargit en i à sa partie supérieure et forme le commencement de la portion cervicale E qui se compose de trois lames élastiques $l\,l\,l$ placées l'une au-dessus de l'autre et unies entre elles par des axes $m\,m\,m$. Chacune a deux petits ressorts nn, qui compriment leur bord inférieur. La dernière lame porte un gond sur lequel se meut la fourche F.

Cette fourche est composée de manière qu'elle peut embrasser la partie inférieure et postérieure de l'os occipital vers les racines des apophyses mastoïdes, et par là soutenir ou plutôt suspendre la tête.

Fig. 1830.
Machine de Roux (1762).

La machine de Roux se trouve décrite dans l'ouvrage de Levacher de la Feutrie, que nous allons maintenant parcourir.

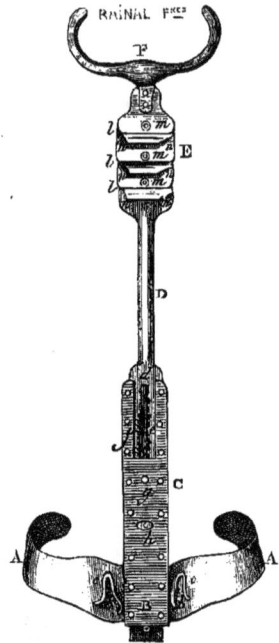

§ 6. — LEVACHER DE LA FEUTRIE (1772)

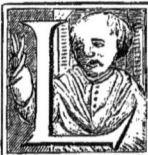

LES médecins qui ont recommandé et mis en usage, dans le traitement du *rakitis*, les remèdes internes et externes, ne se sont pas tous également fait illusion sur leur efficacité. Glisson lui-même, le premier, Mayor et plusieurs autres ont reconnu leur insuffisance et ont, en conséquence, cherché des moyens de réussir plus actifs et mieux accommodés à la maladie.

Ayant senti que les os sont des leviers dont l'action est mécanique, qu'ils se courbent dans le rakitis, au moins en partie, par l'action des muscles qui est mécanique, ils ont appelé, dès lors, la mécanique à leur secours.

Les machines destinées à corriger les difformités rachitiques doivent exercer des compressions molles et se faire toujours sur une large surface, car si la compression était dure, elle gênerait la circulation, deviendrait infailliblement douloureuse, même insupportable; et si la pression se faisait sur une petite surface, la compression serait également incommode et insuffisante.

Quand le cou penche d'un côté ou sur le devant du corps d'une manière difforme et contre nature, on a coutume de le remettre dans sa position naturelle et de l'y contenir par le moyen d'un collier de fer, représenté figure 1851. Ce collier est composé d'une tige A, d'un demi-cercle B et de deux rubans de soie CC, qui lui ont fait donner le nom de

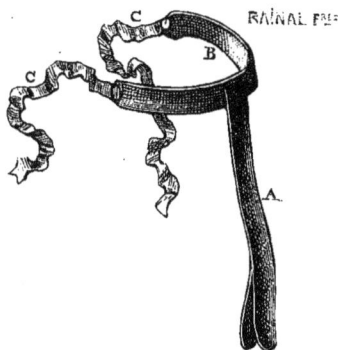

Fig. 1851.
Collier de fer de Levacher de la Feutrie (1772)

collier. La tige A est une lame de fer, large d'un travers de doigt et longue environ de sept à huit pouces. Elle est un peu courbée sur le plat. La face convexe regarde en avant, la face concave en arrière et se moule à la convexité de la poitrine de l'enfant. Son extrémité est bifurquée, pour embrasser le bord supérieur du corps de baleine, que l'on fait porter aux enfants. Le demi-cercle B est aussi en fer et a deux travers de doigt de large et à peu près huit pouces d'étendue. On l'unit par son milieu au moyen de deux bonnes rivures avec l'extrémité supérieure de la tige A. On garnit le demi-cercle d'une bonne provision de coton et l'on recouvre le tout d'une robe de velours noir. On achève le collier avec le ruban CC. Pour faire usage de cette machine, on fixe la partie inférieure de la tige sur le devant d'un corps de baleine, au moyen de la fourchette. Comme la courbure de cette tige va de devant en arrière, le collier saisit, de lui-même, le cou, qu'il remet dans sa situation perpendiculaire. On noue le ruban sur la nuque et on laisse l'enfant en liberté.

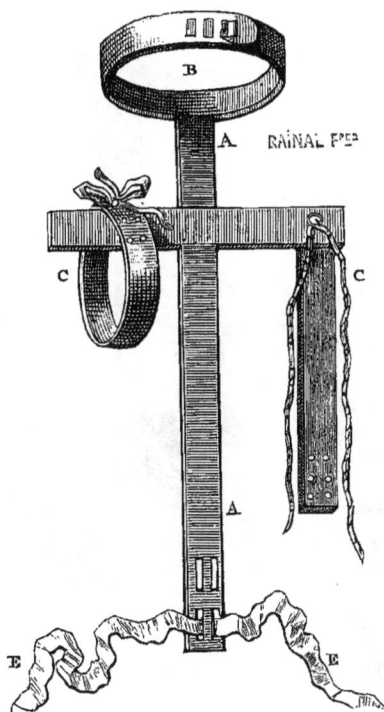

Fig. 1852. — Croix de fer de Heister.

Heister[1] conseille, pour guérir la gibbosité, de faire usage d'une croix de fer (fig. 1852). Mais l'auteur ne dit pas de quelle manière elle doit être faite ni comment on peut en faire usage. Il se contente d'assurer que l'épine est parfaitement bien soutenue par ce moyen dans la direction verticale et très puissamment défendue contre une courbure ultérieure. On applique, dit-il, la colonne vertébrale contre la

1. Célèbre anatomiste et chirurgien allemand, mort en 1758.

colonne AA, on embrasse le col avec le collier B, les épaules avec les épaulettes CC
et le ventre avec la ventrière EE.

Un moyen curatif de la gibbosité vraiment rakitique, pour lequel les auteurs se
réunissent, ce sont les corps ou corsets. Les uns, il est vrai, les conseillent de fer
léger, les autres de baleines : ils veulent tous que ces machines soient faciles à
porter, qu'elles compriment exactement et mollement.

Machine de Levacher.

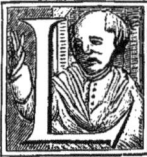

L A machine de Levacher se compose d'un corset baleiné et ne diffère
des corsets ordinaires qu'en ce qu'il est fait pour être lacé par
devant et qu'il a deux coquilles
embrassant les hanches le plus
exactement possible. Ce à quoi l'on
doit faire attention dans la façon
de ce corset, c'est à la coupe des
épaulettes et aux coquilles. Il faut que les épaulettes
repoussent faiblement les épaules en arrière, en les
soulevant en même temps un tant soit peu sous les
aisselles. Il faut que les coquilles embrassent les
hanches bien exactement d'arrière en avant, de sorte
que le corps étant pressé de haut en bas, il appuie
principalement sur la partie supérieure des fesses
par une large surface et non pas seulement sur la
crête des îles. La deuxième partie de cette machine
se compose de la tige ou arbre suspensoire C en
acier battu à froid en forme de faucille dont la
courbure laisse dans tout son trajet entre elle et
la tête un vide au moins de deux doigts. Sur le bord
supérieur, on voit quelques crans distants de deux
lignes. L'extension et la contre-extension se produisent
par la crémaillère disposée à la partie lombaire et le
point d'appui disposé à la partie supérieure de l'arbre
suspenseur. De tous les biens que cette machine peut
procurer, le plus précieux est incontestablement celui
d'ôter le poids de la tête et de toutes les autres parties du corps qui y sont attachées, d'empêcher par
conséquent leur action sur la colonne de l'épine.

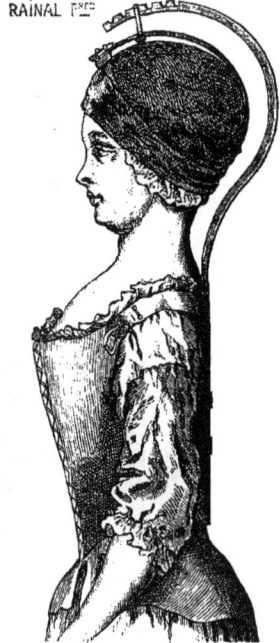

Fig. 1855. — Machine de Levacher.

Levacher imagina, en 1768, une nouvelle machine qui porte le nom de *fauteuil*. Elle
est faite de bois de chêne, tout uniment travaillé, mais très poli sur tous les sens. « Je
suppose, dit-il, un enfant bossu de neuf à dix ans, dont l'épine est courbée sur le côté
droit. On place l'enfant sur le siège, qui est garni d'un oreiller, et on l'y fait asseoir,
de manière que le côté bossu regarde la planche immobile. Au premier trou du pilier
postérieur droit, immédiatement au-dessus du bras du fauteuil, on attache un bandeau, dont on fait revenir l'extrémité libre dans un trou qui lui correspond sur le

pilier antérieur du même côté, embrassant ainsi la hanche gauche de l'enfant, dans l'anse que forme le corps ouaté du bandeau. On tire cette extrémité pour serrer et on la fixe autour du pilier, par le moyen d'un nœud.

« Pour attacher un autre bandeau, quelques trous au-dessus du précédent, dans le même pilier postérieur droit et vous en ramenez l'extrémité libre par-dessous l'aisselle gauche de l'enfant au pilier antérieur du même côté, pour l'y attacher de la même manière que le précédent.

« Vous vous transportez ensuite au côté opposé et vous attachez un troisième bandeau au pilier gauche postérieur, vers le septième trou, vous le ramenez de derrière en devant, par-dessus la bosse au pilier antérieur du même côté, où vous le fixez, comme vous avez fixé les autres. Vous en mettez un quatrième, deux trous au-dessous de ce dernier; vous en embrassez le corps de l'enfant et vous l'amenez au pilier antérieur.

« Cela étant fait, vous tournez les vis, pour faire avancer le bras mobile vers l'immobile, et vous tournez, jusqu'à ce que le bassin de l'enfant soit fermement assujetti, sans néanmoins qu'il en ressente aucune gêne. »

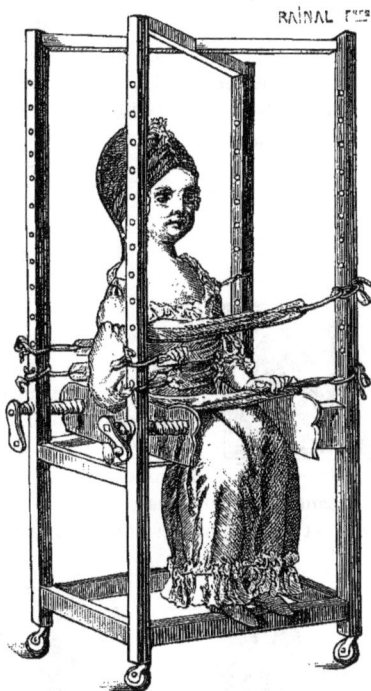

Fig. 1854. — Fauteuil de Levacher.

§ 7. — DIONIS (1777)

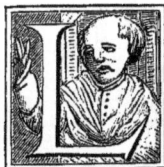

LA gibbosité n'est pas toujours héréditaire. Nous voyons des père et mère, avec cette imperfection, avoir des enfants fort droits, et l'on voit des père et mère de belle taille faire des enfants bossus. C'est un malheur attaché à chaque sujet en particulier, et un défaut dont on ne doit chercher la cause que dans celui qui en est affligé.

Il ne faut pas qu'un chirurgien prétende rendre bien droit un enfant qui aura de la disposition à être bossu; il ne peut ni par ses soins, ni par toute sa bonne conduite, qu'empêcher ce vice d'augmenter jusqu'au degré de difformité où il serait parvenu si on n'avait apporté du secours. C'est pourquoi il ne promettra point aux parents plus qu'il ne peut accomplir, comme font des couturières, des tailleurs et des fabricants de corps de fer, qui, pour tirer de l'argent, assurent de donner une taille aussi belle que si on n'avait jamais été contrefait.

On ne saurait pas prescrire positivement et en particulier ce qu'il faut faire à la gibbosité. Si l'épine se jette en dehors, on couchera l'enfant sur un matelas un peu dur, l'y tenant sur le dos et sans chevet, afin que la tête et l'épine soient au même niveau. Si elle se porte à droite ou à gauche, il faut, par le moyen de petits

corsets faits exprès, comprimer l'endroit qui pousse. L'usage des croix de fer attachées à l'épine, aux épaules et au col est excellent pour tenir ces parties égales les
unes aux autres. C'est au chirurgien industrieux à inventer des machines capables
de combattre la difformité et de la corriger autant qu'il se peut, prenant garde surtout de ne point presser les parties contenues dans la poitrine, lesquelles ne peuvent avoir trop de liberté dans leurs mouvements si nécessaires à la vie.

§ 8. — PORTAL (1797)

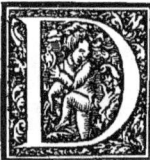

DANS le dérangement de l'épine, la ligne verticale du corps et le centre
de gravité changent de place; les muscles qui couvrent cette épine
ou qui y sont attachés perdent leur direction naturelle pour en
prendre une vicieuse, ils sont obligés de se contracter plus violem-
ment, pour produire le même effet soit dans la marche, soit dans
la station. La circulation du sang dans le cerveau est plus ou
moins dérangée par la compression que les vertèbres cervicales
exercent sur les artères ou sur les veines du cou, le cœur est plus ou moins res-
serré et déplacé par les côtes, les poumons sont comprimés et par les os de la poi-

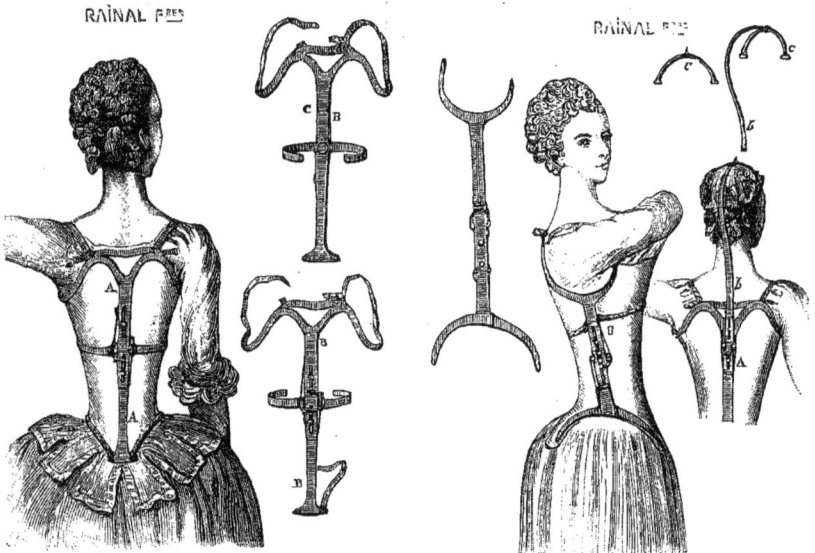

Fig. 1858.   Fig. 1859.

trine et par le diaphragme. Aussi, ceux qui ont l'épine dérangée souffrent plus ou
moins de la respiration.

On ne couchera jamais les enfants sur des lits de plume ni sur des matelas
mous; ils doivent être couchés sur des lits de paille de seigle, d'avoine ou des
feuilles de fougère bien sèches. Il faut toujours observer de coucher les enfants de
manière que leur tête soit plus élevée que leurs pieds.

Rien n'est plus mal entendu en commençant d'asseoir les enfants, de leur
donner des sièges mollement rembourrés de crin. Ils s'y enfoncent, leur corps se
ploie en avant, leur dos se cambre, d'où il peut résulter qu'ils deviennent bossus.

Il faut, autant qu'on le pourra, donner aux enfants un siège proportionné par sa hauteur à celle de leurs petites jambes; qu'il ne soit ni trop haut, ni trop bas. S'ils sont trop hauts, les enfants sont forcés de lever les épaules pour pouvoir placer leurs coudes sur les accoudoirs; s'ils sont trop bas, ne pouvant y atteindre également des deux côtés, ils ne s'appuient que d'un seul et ploient leur corps, ce qui occasionne la flexion de l'épine.

Qu'on craigne jusqu'aux lisières, dont on se sert pour soulever les enfants; les nourrices en abusent pour soulever, par secousses, les corps de ces petits enfants. Les anciens médecins (Charles Étienne (1545) et plusieurs autres) ont blâmé cette méthode de soulever les enfants pour les faire marcher trop tôt. Il ne faut cesser de répéter aux nourrices que les enfants marchent d'eux-mêmes, quand ils en ont la force, soit par rapport aux os, qui doivent avoir assez de solidité pour supporter le poids de leur corps sans se courber, soit par rapport aux muscles, qui doivent avoir assez de vigueur pour les mouvoir.

Portal revient sur ces questions dans un savant mémoire de l'Académie des sciences:

« Les personnes, dit-il, qui n'ont point fait usage des corps, doivent y recourir si elles ont de la faiblesse dans les muscles du dos, ou que, par quelque autre cause, leur épine se courbe trop vite; c'est le seul moyen de prévenir un plus grand dérangement de la taille. Pour un renversement de l'épine sur le côté, j'ai employé avec succès une seule machine d'acier, fort légère, et qui soutint l'épine et les épaules. »

Les figures 1838 et 1839 représentent une machine dont s'est servi Portal pour maintenir la taille d'une jeune personne qui se courbait involontairement en avant quand elle n'était pas soutenue.

§ 9. — DUPUYTREN (1820)

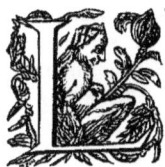

ILLUSTRE Dupuytren croyait peu à la valeur thérapeutique des corsets usités au commencement du XIXᵉ siècle contre les déviations. A l'époque de la présentation du lit mécanique de Mayor, importé en France par M. de Milly, Dupuytren refusa de signer le Rapport académique, motivant son refus par les réflexions suivantes :

« Je ne conçois la possibilité de traiter avec succès les déviations de la taille que quand on sera parvenu à établir, sur une forte ceinture, une tige offrant un point d'appui solide à des pièces employées pour presser sur les points saillants. »

§ 10. — MARCARTNEY (1826)

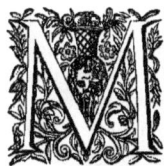

MARCARTNEY mettait, vers la même époque, son espoir presque total dans les efforts curatifs de la bonne nature.

« Si la personne, dit-il, est jeune, et si la courbure n'existe que depuis peu de temps, quelque grande que soit la difformité on ne doit pas désespérer d'un rétablissement parfait. Tant que le corps grandit, toutes ses parties ont une forte tendance à reprendre leur forme et leur emploi déterminé quand les circonstances sont favorables et que les mouvements du système vasculaire annoncent de la vigueur et de la santé. »

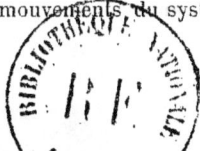

2

§ 11. — PRAVAZ (1827)

Nouvelle méthode pour le traitement des déviations de la colonne vertébrale.

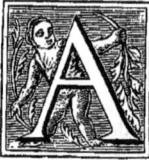

AMBROISE PARÉ décrit, dans l'un de ses ouvrages, la manière de réduire les vertèbres disloquées, et la figure par laquelle il a voulu éclaircir cette description représente le patient étendu en pronation sur une table ; deux aides vigoureux exercent au moyen de lacs fixés sous les aisselles et au-dessus des hanches une forte extension sur la colonne vertébrale, pendant que l'opérateur presse avec deux instruments, semblables à des fers à repasser, sur les vertèbres proéminentes pour les réduire à leur place.

Fabrice de Hilden a rapporté le procédé par lequel un barbier chirurgien voulut redresser l'épine d'un malheureux affecté de gibbosité. Après l'avoir fait coucher la face contre terre, il se mit à presser sur son dos avec les deux genoux.

Mme de Montmorency ayant consulté Ranchin, chancelier de la Faculté de Montpellier, pour une déviation de la colonne vertébrale, celui-ci déclara que la difformité était produite par la luxation de deux vertèbres à la suite d'un catarrhe tombé sur l'épine, et il proposa de la réduire en soumettant la malade à l'action d'une presse à linge, mais cet essai n'ayant pas réussi, parce qu'il y eut menace de suffocation, avant que l'on eût pu établir les os dans leur position naturelle, on prit le parti de recourir à un cric. On garnit l'extrémité de cette machine qui devait pousser les vertèbres, en appuyant l'autre contre une muraille ; on fixait la malade par le moyen de deux hommes robustes qui la tenaient par les épaules ; ensuite on allongeait la crémaillère jusqu'au point où la malade, ne pouvant soutenir les douleurs, obligeait de lui donner du relâche. Ranchin dit qu'après plusieurs tentatives infructueuses, il parvint à remettre à leur place les vertèbres disloquées. Un fait plus certain, c'est que Mme de Montmorency mourut peu de temps après.

§ 12. — DELPECH (1828)

Corset suspenseur.

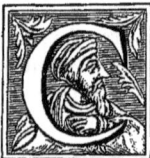

CET instrument était calculé dans l'intention de soutenir une partie du poids du tronc, de la tête et des membres pectoraux, et de le transmettre directement au bassin, sans la médiation de l'épine ; d'appliquer, au besoin, une impulsion ascendante à la partie supérieure de l'épine, par la médiation des côtes ; de n'employer jamais que des puissances élastiques et des forces progressives dans le but proposé.

Fig. 1. — Le corset se compose d'une large ceinture en cloche, dans l'épaisscur de laquelle se trouve engagée une lame de ressort courbe et arquée *a*.

D'un tuteur en deux parties *b b*, dont une dentée sur un côté, cambrées sur un même calibre, de manière à glisser l'une sur l'autre et fenêtrées, pour loger deux vis conductrices.

D'un barillet C contenant un pignon d'engrenage pour la denture de la partie externe ou supérieure du tuteur, et d'un cliquet saillant pour régler l'ascension.

D'une lame de ressort *d* fixée par deux vis à la partie externe ou postérieure du tuteur.

De deux lames de ressort horizontales fenêtrées pour s'ajuster sur un tasseau directeur, appartenant à la lame de ressort verticale, et devant y être assujetties par une vis à tête, dont la pression les cambre en arrière.

De deux courroies attachées à des boutons, des lames de ressorts horizontales et servant à fixer le moignon de l'épaule.

Il est aisé de concevoir que, l'appareil étant appliqué, on donne une impulsion ascendante aux parties supérieures par le moyen de la clef *g*.

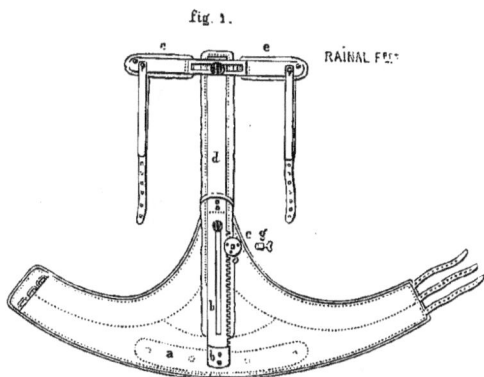

Fig. 1835. — Corset suspenseur de Delpech (1828).

Corset à inclinaison latérale.

Il se compose de trois parties principales : la ceinture, qui doit fournir un point

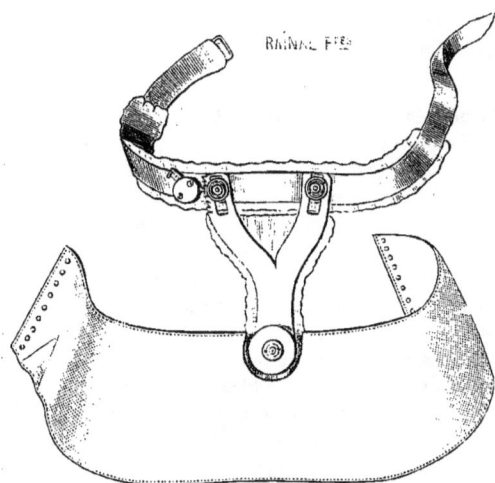

Fig. 1856. — Corset à inclinaison latérale (1828).

d'appui solide au bassin ; le tuteur à deux jambes, brisé par un large nœud dans sa partie supérieure ; un berceau élastique, faisant l'office d'un corset embrassant la poitrine au-dessous du sein sans la comprimer.

Cet appareil étant appliqué, on presse sur un côté de la poitrine, tandis que l'on soutient le côté opposé du bassin.

Par là, on reporte le poids du tronc dans la ligne axuelle du bassin, et, en même temps, le cliquet adapté à la ceinture, en rapport avec l'une des jambes du tuteur, arrête l'inclinaison de celui-ci, au degré où on l'a portée. Cet appareil est propre à maintenir le port naturel du tronc, une inflexion latérale des lombes ayant été effacée et, en attendant que la seule force des muscles puisse y suffire.

§ 13. — LACHAISE (1828)

**Nouvelles preuves du danger des lits mécaniques et des avantages
des exercices de gymnastique
dans le traitement des difformités de la taille.**

(Thèse de Paris.)

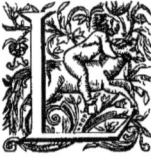

A distension du tronc exécutée par les lits mécaniques est insuffisante pour opérer la guérison des courbures de la colonne
vertébrale; bien plus, cette distension, ne s'obtenant que par
l'allongement forcé des fibres ligamenteuses qui unissent les vertèbres, devra placer la colonne vertébrale dans un état de mobilité qui la forcera de s'affaisser sous le poids de la tête et des
épaules. (1ʳᵉ *Proposition*.)

2ᵉ *Proposition*. — Non seulement l'extension exécutée au moyen des lits mécaniques ou toute autre machine analogue n'est pas une méthode rationnelle de traitement pour les courbures de la colonne vertébrale, mais elle peut encore déterminer
les plus graves accidents.

§ 14. — TAVERNIER (1844)

Méthode d'inclination.

(Corset de Hossard.)

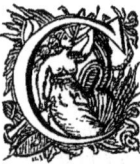

ETTE méthode est celle dont la ceinture à levier est le principal agent
d'application. Son principe fondamental est fort simple et repose
sur l'appréciation des lois d'équilibre qui régissent la station,
dans l'espèce humaine. Au lieu d'agir sur l'épine, comme sur un
corps inerte, à la manière des diverses machines à extension, soit
en exerçant des tractions en sens opposé à ses deux extrémités,
soit en pressant, plus ou moins fortement, sur les parties saillantes
et au centre des courbures; au lieu d'opérer, comme elles, le redressement par des
moyens purement mécaniques, pris en dehors du sujet, et nécessairement aveugles,
non continus, la ceinture opère le redressement de la taille, en provoquant l'in-
tervention des puissances musculaires, dont les effets sont réglés par l'instinct ou la
volonté de la personne elle-même, qui ne peut, dès lors, être exposée aux violences
qu'on doit redouter de la part de toute machine à vis, à poids, à treuil ou à ressort.

Cet appareil (fig. 1837) se compose principalement d'une large ceinture, embrassant circulairement le bassin (sans le comprimer); d'un busc ou levier qui s'y
adapte à la partie postérieure d'un sous-cuisse et d'une large courroie qui, bou-
clée en avant de la ceinture, remonte obliquement, en passant sur la partie la plus
saillante des côtes, vis-à-vis le centre de la courbure dorsale, vient se fixer solide-

ment au levier, qui doit être plus ou moins incliné suivant la nature de la déviation.

Cette courroie est disposée de telle manière qu'elle ne peut être fixée ainsi qu'autant que la personne se sera préalablement inclinée du côté opposé ; or, dans cette position, qui entraînerait nécessairement la chute, un mouvement en sens contraire devient indispensable, pour ramener l'équilibre.

Par ce mouvement, que peut seule exécuter alors la partie de la colonne qui est située au-dessus de la courroie, la moitié supérieure de l'arc que représente l'épine déviée se trouve ramenée dans l'axe vertical.

Les parties déviées étant placées, pendant tout le cours du traitement, dans des conditions toutes différentes de celles qui avaient fait naître la difformité, on comprend qu'en les maintenant dans ces conditions pendant le temps voulu et d'une manière continue, la consolidation aura d'autant plus de facilité à s'opérer ; que, d'une part, l'état général pourra être amélioré par des soins hygiéniques et médicaux convenables et que, de l'autre, c'est pen-

Fig. 1857.

dant la station, c'est-à-dire dans la position que gardera habituellement la personne après le traitement, que le travail de consolidation s'opérera.

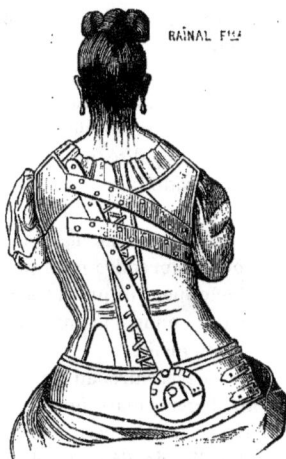

§ 15. — MALGAIGNE (1845)

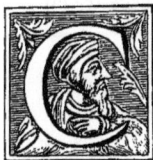

'EST dans les premières années et vers l'époque de la puberté que se produisent ordinairement les déviations de la taille.

On n'a pas cherché seulement dans le squelette les causes de ces malformations ; on a accusé les muscles de les produire. Mais la théorie et ses applications n'ont pas tenu devant le contrôle des faits.

Il en a été de même pour les attitudes dont tout le monde a parlé, dont tout le monde parle encore, bien que Delpech ait, depuis longtemps, rejeté cette cause, et que les médecins qui ont sérieusement envisagé la question aient adopté son opinion : elles ne peuvent jouer le rôle de cause déterminante dans la production des déviations ; sans cela, il est telle profession qui ne compterait que des bossus ; de plus, il serait inexplicable que les déviations fussent si exceptionnelles chez les garçons, tandis que le sexe féminin semble en avoir le triste apanage.

La nécessité de ne pas s'éloigner de la perpendiculaire, afin de sauvegarder l'équilibre, oblige les muscles à entrer en jeu ; et dès lors, tendent à se surajouter à la courbure primitive, des courbures de compensation ou de balancement, qui occupent les extrémités de la tige et constituent les courbures cervicales et lombaires, dont la convexité est antérieure, tandis que celle de la courbure dorsale demeure postérieure.

Cependant, ces inflexions multiples sont, tout d'abord, temporaires comme l'inflexion unique de la vie intra-utérine. Elles ne deviennent permanentes qu'au bout de quelques années. Dès que l'enfant est replacé dans la position horizontale, c'est-à-dire soustrait à l'action de la pesanteur qui produisait les courbures du rachis, celui-ci revient à la rectitude ; il en est ainsi jusqu'à six ou sept ans.

C'est donc sous la seule influence du poids de la tête et du corps que se produisent les trois courbures antéro-postérieures de la colonne vertébrale; les ligaments ne sont pas assez serrés pour la maintenir dans la rectitude, et la mobilité dont jouissent surtout certaines régions la prédispose à ressentir l'influence de la pesanteur dans la station. Les muscles peuvent, il est vrai, y remédier, mais ne font que pourvoir au maintien de l'équilibre et, d'ailleurs, ils se fatiguent.

Il y a une inégalité persistante de développement entre les deux moitiés du corps, qui se traduit par plusieurs faits bien sensibles; le bras droit est plus gros que le gauche, la main droite plus longue et plus forte. Si l'on admet la moindre différence de développement dans une des moitiés d'une tige composée de vingt-quatre os, on comprendra qu'il puisse se traduire par une concavité légère du côté le moins développé, qui pourra s'exagérer sous l'influence d'une cause donnée.

Cette cause, nous l'avons trouvée, pour l'état normal, dans la prédominance d'action du côté droit.

La fixité, nécessaire aux mouvements énergiques, ne l'est pas moins pour les mouvements légers, mais qui demandent beaucoup de précision. La jeune fille qui brode, qui dessine ou écrit, doit se prémunir contre la vacillation du rachis, qui entraînerait celle de l'épaule et de la main : elle tient donc le rachis légèrement courbé dans sa partie supérieure. Cette flexuosité, qu'on regarde généralement comme une habitude vicieuse, n'est autre chose que la condition indispensable, pour un sujet faible, de l'exécution de certains actes du bras droit. Aussi, est-il très souvent impossible, malgré les remontrances les plus fréquentes, d'obtenir de la jeune fille la plus docile cette rectitude tant désirée des mères de famille et l'on comprend ce que peut amener, à la longue, chez un sujet prédisposé, cette inflexion fréquemment répétée et devenue en quelque sorte habituelle.

Cette théorie n'explique pas seulement la formation des courbures latérales; elle indique aussi le traitement ou, au moins, le moyen préventif que l'on peut mettre en usage contre elle.

Toutes les recherches sérieuses au sujet de l'action des muscles de la colonne vertébrale ont abouti, unanimement, à cette conclusion, que la rétraction musculaire est un élément absolument étranger aux déviations rachidiennes ordinaires.

Une courbure de la colonne vertébrale étant donnée, il se produit, au-dessus et au-dessous, d'autres courbures complémentaires, qui ont pour but de ramener l'axe du corps au centre de gravité. Cela existe, de même, à l'état pathologique; elles sont dues, dans l'un et l'autre cas, à la contraction musculaire. C'est aussi sous l'influence de cette contraction que s'établissent les courbures vertébrales, lorsque, l'un des membres étant trop court, l'équilibre se trouve compromis.

Le relâchement des ligaments, comme cause primitive des déviations vertébrales, avait été invoqué par Ambroise Paré[1] « de laquelle (la colonne vertébrale) estant encore les ligaments, laxes, mols et gléreux, en se relevant pour la pesanteur de tout le corps, dont l'espine est le fondement, comme la carène d'un navire, se contournent d'un costé et d'autre, et se ployant en figure de la lettre S, qui fait qu'elles (les petites filles) demeurent tortues et bossues, et quelquefois boiteuses ».

Nous rappelons, encore une fois, que la cause de toute déviation permanente est l'allongement des ligaments dans un sens et leur rétraction dans l'autre et nous admettons que les disques intervertébraux, que les vertèbres elles-mêmes, pouvaient aussi, bien que consécutivement, être modifiées dans leur structure et leur forme, et recevoir, au bout d'un temps plus ou moins long, l'empreinte ineffaçable de la déviation.

Déjà, nous savons que, dans les courbures normales, ce sont les disques interver-

---

1. AMBROISE PARÉ, édit. Malgaigne, t. II, p. 611.

tébraux qui supportent le plus grand effort de la pression, et que leur affaissement considérable explique la formation de la courbure. Il en est de même à l'état pathologique ; mais ce qu'il importe d'établir ici, c'est que ce sont eux qui subissent les premiers des modifications dans leur structure, modifications qui se traduisent surtout par la perte d'élasticité résultant de leur atrophie, qui peut aller même jusqu'à leur entière disparition du côté de la concavité.

Dans les déviations lombaires primitives, on doit s'attendre à observer une saillie très forte de la hanche et une claudication. C'est, en effet, par une inclinaison inverse inférieure que l'équilibre se rétablit, tout d'abord, dans ces cas, et la claudication ne disparaît plus tard, que quand la formation de la courbure dorsale permet de reporter le centre de gravité du tronc à peu près entre les deux articulations coxo-fémorales ; encore y a-t-il une hanche qui demeure plus saillante que l'autre. C'est une chose que je soutiens, quoique l'on n'en trouve que peu d'exemples dans les musées, que la torsion n'est pas un phénomène initial, ni même un phénomène qui doit nécessairement compliquer les déviations latérales du rachis. J'ai cru, moi aussi, à l'exemple de J. Guérin, que la torsion compliquait les déviations à ce degré ; mais j'ai été détrompé par les faits ; car j'ai pu observer, dans ma pratique, des cas de déviations commençantes, sans qu'il m'ait été possible d'y découvrir la moindre trace de torsion.

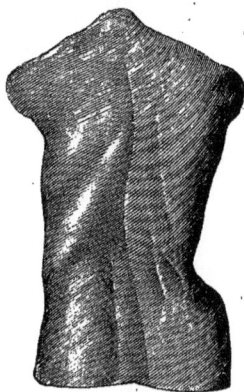

RAINAL FRÈRES

Fig. 132.

Il est à remarquer que ce sont précisément les points où la rotation des vertèbres est presque nulle à l'état normal qui offrent la rotation la plus prononcée, dans les déviations de la taille. C'est au centre de la région lombaire et dans la moitié supérieure de la région dorsale, que la rotation, de même que les courbures, sont les plus prononcées, tandis que les trois autres principaux mouvements sont compris : le premier entre la troisième et la septième cervicale, le second entre la onzième dorsale et la deuxième lombaire, le dernier entre la quatrième lombaire et le sacrum.

Votre attention doit être attirée par la saillie de l'épaule et de la hanche droite ; si vous ajoutez à cela un certain degré d'aplatissement, d'affaissement de l'épaule gauche et de la partie correspondante du dos, contrastant avec la saillie de l'épaule droite, un aplatissement des lombes à droite, tandis qu'à gauche existe un relief normal, vous vous rendrez compte des changements survenus dans l'attitude du sujet et dans la forme de la partie postérieure du tronc, des reliefs et des méplats alternatifs que celui-ci présente à observer.

J'ai déjà eu occasion de vous dire que, dans des cas récents et légers, j'avais en vain cherché les signes de la torsion et n'avais pu constater que l'incurvation latérale simple, avec les changements qu'elle entraîne dans la ligne supérieure et dans les lignes latérales du tronc : celle-ci n'amène donc qu'un changement de direction : la torsion, au contraire, amène la déformation

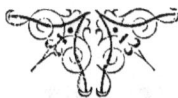

Traitement.

On trouve dans l'atlas de Delpech sur l'orthomorphie l'indication et la description d'exercices variés, ayant tous pour but de mettre en jeu la force musculaire et tendant à en régler la dépense, de telle sorte qu'elle soit utilisée en vue d'un résultat particulier, se traduisant par une action déterminée sur tel ou tel point de l'épine et d'y produire des tractions, des mouvements dont il est facile de prévoir l'utilité, quelle que soit, d'ailleurs, l'utilité de tous les exercices de ce genre, qui est rendue évidente, par exemple, par les résultats auxquels était arrivé l'abbé de Fontenu, en redressant, à un certain point, ses courbures normales par un exercice quotidien, et que fait très bien comprendre ce que nous savons de la fâcheuse influence du poids du tronc sur le rachis qui lui est livré sans défense, par suite de l'inertie des ligaments et des muscles; quels que soient les avantages de l'exercice contre cette débilité et le mauvais état général du sujet, cependant il ne faudrait pas vous flatter de suffire, avec les attitudes et la gymnastique seules, au traitement des déviations de la taille.

En supposant même que, durant les exercices, l'action musculaire lutte toujours d'une manière suffisante contre le poids de la tête et du tronc, celui-ci réagit, à son tour, lorsque les muscles sont fatigués et se reposent; il faut donc, de toute nécessité, qu'à ce moment au moins le rachis soit soutenu : de là, le besoin de moyens mécaniques.

« C'est une connaissance précieuse, dit Hippocrate, que de savoir quels essais ont échoué et pourquoi ils ont échoué[1]. »

C'est après avoir décrit le *procédé de l'outre*, et démontré son inefficacité que le Père de la médecine écrit ces remarquables paroles. Ce procédé consistait à placer sous la gibbosité, le sujet étant étendu sur le dos et soumis à l'extension et à la contre-extension, une outre vide qu'il s'agissait d'insuffler à l'aide d'un soufflet de forge; mais c'est à la méthode de l'extension horizontale, combinée avec les pressions directes, qu'Hippocrate conseille de recourir et quelle que soit l'imperfection des moyens mis en œuvre, il donne, en substance, les indications principales des méthodes modernes qui ont eu le plus de faveur. Le malade, après un bain d'étuve, était couché sur le ventre sur un plan uni et résistant, les bras fixés au corps par un lien circulaire; des lanières étaient convenablement placées sous les aisselles, au-dessous des genoux, des talons, autour du bassin et reliées à deux bâtons en forme de pilon; l'un recevait les liens axillaires et répondait à l'extrémité supérieure du plan sur lequel était couché le malade, vis-à-vis de la tête; l'autre, les liens des membres inférieurs et du bassin et prenait point d'appui à l'autre extrémité vis-à-vis des pieds. A l'aide de ces leviers et de ces lacs, se faisaient l'extension et la contre-extension; quant aux pressions directes, c'est tantôt avec la paume des mains, en s'asseyant sur la bosse, en y appliquant le pied, ou à l'aide d'autres moyens qu'elle doit être faite; le plus puissant consiste en un long levier de bois, dont une extrémité est fixée dans une entaille pratiquée dans la muraille, et l'autre est confiée à un ou deux aides, tandis que le plein appuie sur la gibbosité protégée par un coussin.

1. HIPPOCRATE. *Des articulations*, trad. de Littré, t. IV, p. 215.

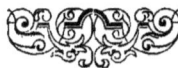

§ 16. — BOUVIER ET BOULAND (1872)[1]

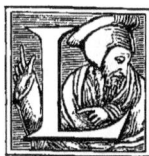

LES pressions latérales sont utiles dans la scoliose, en ce qu'elles opposent un obstacle plus ou moins puissant à l'impulsion tendant à mouvoir les vertèbres horizontalement de droite à gauche ou de gauche à droite ; en ce qu'elles les rapprochent même quelquefois visiblement de la ligne médiane et favorisent leur accroissement dans une situation moins anormale. Ces résultats seraient plus certains et plus étendus, si le poids des parties supérieures dans la station n'annulaient pas, en partie, l'effet de ces pressions, et si elles pouvaient, comme aux membres, s'appliquer immédiatement sur le rachis. Leur influence pour diminuer ou arrêter la courbure exagérée des côtes, quoique bornée, paraît réelle dans certains cas.

On a accusé les corsets orthopédiques d'entraîner l'inaction des muscles du rachis, et par suite leur faiblesse. Ceci se rattache à la question, éternellement agitée, de la préférence à accorder, en orthopédie, aux machines ou aux exercices musculaires, deux ordres de moyens qu'il faudrait bien plutôt allier, selon nous, au lieu de les opposer sans cesse l'un à l'autre. Nous nous contenterons donc d'affirmer que, d'après de nombreux essais faits au dynamomètre, nous sommes autorisés à penser que *l'emploi des corsets orthopédiques ne détermine ni la faiblesse ni l'atrophie ou paralysie des muscles spinaux.*

On a dit aussi que les ceintures orthopédiques pouvaient déformer le bassin chez les jeunes sujets, ce qui serait un grave inconvénient dans le sexe féminin. Nous croyons cette crainte mal fondée. La constriction exercée par la ceinture pelvienne est bien loin d'être jamais supérieure à la force de développement du bassin : s'il en était autrement, on en serait averti par la sensibilité des parties molles, qui ne supporteraient pas une pareille pression.

RAINAL FRÈRES

Fig. 133.

Des milliers de sujets ont été soumis, de nos jours, à l'action de ces appareils, et personne n'a cité un seul exemple d'un résultat semblable.

Même dans le rachitisme à la période de mollesse des os, on ne voit pas cet effet se produire, parce qu'on donne beaucoup moins de force aux ceintures chez les très jeunes enfants. Il faudrait une véritable ostéomalacie pour qu'il fût à redouter ; et, dans ce cas, le plus léger examen suffirait pour éloigner l'idée de soumettre le bassin à une compression quelconque. L'usage du corset a surtout pour effet de confirmer ce qui a été obtenu par le massage, la gymnastique, etc., et d'empêcher le rachis de reprendre la position vicieuse, dès qu'il est livré à lui-même.

Voici ce que disent Bouvier et Bouland touchant les *béquillons* .

« Les tuteurs latéraux sont terminés à leur extrémité par deux béquillons, dont la hauteur est calculée de façon à ne pouvoir surélever les épaules, mais, au contraire, à se tenir écartés des aisselles de 1 centimètre environ : il faut, en un mot, que le malade trouve ses béquillons pour s'y appuyer quand la fatigue vient, mais ne se sente pas soulevé par eux. »

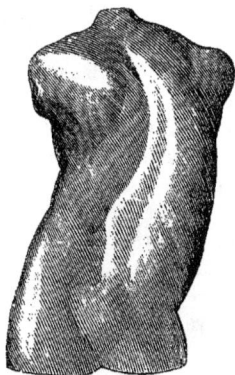

1. *Dictionnaire encyclopédique.*

§ 17. — DE SAINT-GERMAIN (1885)

Leçons cliniques de l'hôpital des Enfants-Malades.

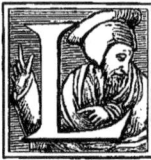

'AUTEUR qui arrive à construire avec beaucoup de science et d'artifice, l'histoire de la scoliose avec les catégories usuelles nous importe peu. Ces divisions savantes pourraient même vous induire en erreur. La classification, si classique pourtant, des scolioses du *premier*, *deuxième* et *troisième* degrés par exemple, aurait cet inconvénient, si vous considériez toutes les scolioses comme les étapes d'un même processus, qui va fatalement en s'aggravant, tandis que l'expérience vous apprendra à reconnaître, presque du premier coup d'œil, les scolioses légères qui ne sont littéralement des scolioses que pour la forme, les scolioses moyennes, qui ne guériraient pas sans un traitement approprié, et les scolioses graves que le traitement peut seul pallier.

C'est généralement la mère de famille qui s'aperçoit la première que sa fille, âgée de 10 à 14 ans, a l'épaule un peu forte. Cette découverte se fait, quelquefois, chez la couturière ou la corsetière, et le traitement est vite décidé. On fabrique à l'enfant un corset, qui est porté un certain temps, pendant lequel la difformité s'aggrave. Un point qu'on ne saurait trop mettre en lumière est celui-ci : *la scoliose abandonnée à elle-même ne guérit jamais*, quoique certains optimistes aient dit que la croissance arrange bien des choses et qu'elle a même le pouvoir de guérir la scoliose.

La prédominance de la scoliose dans le sexe féminin est liée à un des points étiologiques les mieux établis de l'affection. On remarque, même, chez les jeunes filles, que les tailles longues et souples y sont, plus particulièrement, exposées. En effet, le poids de la tête et de la partie supérieure du thorax agissent d'autant plus efficacement sur la colonne rachidienne que cette colonne est plus souple ou qu'elle est relativement plus longue.

Dans quelques cas rares, la disposition en S n'existe pas et le rachis, dans sa déformation, n'affecte qu'une courbe en forme de C, soit à droite, soit à gauche. Cette disposition n'est souvent qu'apparente, et si l'on prête à son examen une attention plus soutenue, on retrouve, au bout d'un certain temps, la courbure de compensation.

La scoliose résulte-t-elle de certaines attitudes vicieuses ? Après avoir professé que ces attitudes pouvaient amener la scoliose, Bouvier n'accuse plus ni le piano, ni le dessin, ni l'écriture ; je crois qu'il a raison.

Beaucoup de jeunes filles, et je puis ajouter de jeunes gens, se tiennent, dit-on, de travers dans la station debout et *se hanchent*, c'est-à-dire que le poids du corps, au lieu de s'équilibrer exactement sur les deux membres inférieurs, se porte alternativement en se déplaçant sur l'un ou sur l'autre. C'est là, je me hâte de le dire, une position familière à tout individu qui se tient longtemps debout. Je dirai plus : c'est une position indispensable, nécessaire, sans laquelle une station debout longtemps prolongée serait intolérable et qui, par conséquent, ne peut, en aucune façon, déterminer une déviation du rachis chez un sujet absolument sain. Il en est de même des reproches que l'on a adressés à la position vicieuse qu'affectent les enfants en écrivant. On sait, en effet, que leur position d'élection consiste à s'appuyer largement sur le bras droit, à pencher la tête du même côté, et, par conséquent, à donner au rachis une inclinaison marquée. Sans doute je crois à cette cause, considérée comme adjuvante ; sans doute j'approuve de tout mon cœur les tentatives qui ont été faites dans le but de réformer les bancs et les pupitres ; mais je ne puis accepter l'idée, sérieusement émise, que les scolioses étaient moins fréquentes autrefois qu'aujourd'hui parce que dans les anciennes classes on ne connaissait pas les tables ni les pupitres et que l'on écrivait (comme l'installation de cet amphithéâtre vous a conservé le privilège de le faire) *sur ses genoux*. Si cette cause avait de la valeur, vous seriez les derniers des jeunes Français préservés de la scoliose, mais vous seriez tous *cyphotiques*. Une croissance rapide a pour vous une importance beaucoup moins discutable ; et il est rare de n'avoir pas à constater son influence dans la grande majorité des cas.

Si l'on peut, dans certains cas, modifier une des deux courbures latérales, on ne peut rien contre la torsion de la colonne vertébrale, tendue sur son axe. De là, cette vérité émise par Bouvier, dont on pourrait faire un aphorisme : que *les moyens employés pour le traitement de la scoliose peuvent agir sur l'élément flexion ; mais restent toujours impuissants contre l'élément torsion*. L'élément *torsion* du rachis est donc plus rebelle que l'élément *flexion* et les pressions latérales, ou les divers moyens qu'on emploie contre la torsion, restent l'accessoire du traitement, tant comme procédés que comme résultats.

Les points où la colonne vertébrale présente le plus souvent le siège des courbures sont : l'articulation de la *onzième* avec la *douzième* dorsale ; de la dernière lombaire avec le sacrum ; de la *septième* cervicale avec la première dorsale, points au niveau desquels se passent surtout les mouvements de flexion et d'inclinaison, lorsqu'on cherche à incliner le tronc pendant la station debout.

La scoliose abandonnée à elle-même ne guérit jamais. Cette proposition a une réciproque. Je ne crains pas d'affirmer que la scoliose (je ne parle pas ici des déviations éphémères du rachis, qu'une habitude corporelle a engendrées, et qu'un changement d'attitude redresse) mais la scoliose *vraie*, avec déviation en S du rachis, avec torsion des vertèbres et lésion des disques intervertébraux, guérit ou au moins peut tromper des regards même prévenus, sous des habits bien faits. Ce n'est pas peu de chose que ce résultat, et c'est beaucoup de pouvoir le promettre à une mère qui a craint, pendant les années, de voir un jour sa fille bossue.

Faisons justice d'une erreur déjà bien ancienne et qui est soutenue aujourd'hui encore, non seulement dans le public, mais même par quelques praticiens. Je veux parler de l'erreur qui consiste à faire travailler les muscles du côté gauche quand on a affaire à une dorsale droite.

Nous le savons pertinemment aujourd'hui, la contracture des muscles spinaux n'existe pas ; pas plus du reste que leur relaxion, laquelle est la base de la gymnastique dite suédoise.

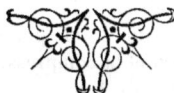

Emploi du corset plâtré contre la scoliose.

Si le corset plâtré donne quelque résultat dans le mal de Pott, en est-il de même pour la scoliose? Je voudrais pouvoir dire que les résultats obtenus ont été aussi favorables; mais cela ne m'est pas possible. Il est une foule de cas dans lesquels j'ai dû renoncer aux corsets plâtrés et je suis loin de partager à ce sujet l'engouement des chirurgiens qui le préconisent dans la scoliose, même dans les cas de torsion considérable.

Le corset plâtré est d'une application difficile et m'a paru non seulement intolérable à cause des pressions trop considérables qu'il exerce sur le tronc, mais encore incompatible avec la conservation du libre exercice de la digestion et de la respiration, en un mot avec le maintien de la santé. Pour rendre plus efficace le corset de Sayre, on a proposé de le compléter, en faisant, à l'aide d'une bande plâtrée, le croisé ou le huit des épaules et du tronc; mais, outre la gêne considérable qu'apporte à la respiration cette addition dont on semblait pouvoir attendre quelque effet, le contact du plâtre avec les aisselles, d'une part, et le cou, d'autre part, est absolument insupportable.

On sait que, même dans le corset de Sayre ordinaire, on est forcé d'échancrer, avec soin, le plâtre au niveau des creux axillaires, pour éviter les excoriations et aussi de dégager les parties du corset qui touchent les crêtes iliaques : une fois ces modifications faites le corset, n'ayant plus de points d'appui, devient complètement inutile !

En résumé, le corset plâtré a l'inconvénient de comprimer la poitrine, d'être excessivement lourd et les échancrures que l'on est obligé d'y faire pour le rendre à peu près supportable lui ôtent toute efficacité. Les points d'appui sur le bassin et le creux axillaire sont tout à fait illusoires. La respiration est gênée, et, comme tout appareil de sustension ne peut donner de résultat que pendant la station debout, cet appareil n'a pas sa raison d'être. Pendant le décubitus horizontal, il ne peut que comprimer la poitrine et gêner la respiration, sans aucun profit pour le malade.

En admettant que le corset plâtré se borne à être inefficace et ne détermine pas des escharres ce qui arrive le plus souvent, la suspension verticale est parfois dangereuse, toujours inutile. Le corset plâtré n'a qu'une efficacité passagère et ne peut donner de résultat durable, au moins dans le traitement de la scoliose. Un inconvénient à signaler, c'est la difficulté qu'éprouvent les jeunes filles à s'habiller avec un appareil aussi encombrant.

Confiant dans cette extension qui a redressé le rachis, dans ce merveilleux appareil plâtré, qui a saisi, pour ainsi dire, le torse dans sa correction, vous avez laissé marcher l'enfant : la pesanteur a repris ses droits; le plâtre a subi ce retrait qui lui est habituel; et le tissu cellulaire, comprimé de toutes parts, a, comme il arrive toujours, subi également un certain affaissement. Le malade ballotte dans son appareil, et les points d'appui disparaissent. Le malade est *comprimé*, mais *non soutenu*. Tout appareil qui ne prend pas un solide point d'appui sur le bassin et le creux axillaire ne sert absolument à rien et la compression sur la poitrine n'empêche pas l'affaissement des parties supérieures du tronc.

Quel choix maintenant fera-t-on parmi les corsets, et quel soin faudra-t-il apporter à leur exécution ainsi qu'à leur application? Le corset devra, pour être bon, réunir trois conditions : un point d'appui solide sur le bassin, deux tuteurs munis de béquillons destinés à combattre l'influence de la pesanteur et une pression constante exercée à l'aide de plaques plus ou moins mobiles.

Aucune compression ne doit être exercée sur le thorax, afin de ne gêner, en quoi que ce soit, les mouvements d'inspiration et d'expiration.

Le chirurgien doit avoir le soin d'indiquer au constructeur l'étendue de la flèche, le degré plus ou moins considérable de torsion, et la pression plus ou moins énergique qui devra être exercée sur chacune des courbures; il devra indiquer la forme et l'étendue de la plaque destinée à la pression.

L'essai du corset doit consister en ceci :

1° S'assurer que la plaque porte exactement sur la partie saillante et la comprime doucement sans l'écraser;

2° Se convaincre, en plaçant le doigt sous les béquillons et en faisant ensuite baisser le bras, que l'on avait d'abord relevé, que les béquillons sont assez élevés et ne le sont pas trop; ce qui aurait l'inconvénient de faire trop hausser les épaules;

3° Constater que les hanches ne sont point blessées par la courbure des tuteurs et que le malade peut se baisser et ramasser quelque chose à terre, sans la moindre difficulté.

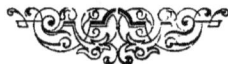

II

PARTIE PRATIQUE

FAIBLESSE MUSCULAIRE

CORSET EN COUTIL AVEC TUTEURS

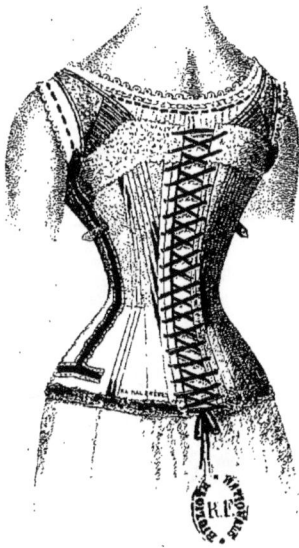
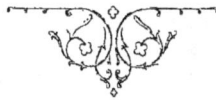

Fig. 863

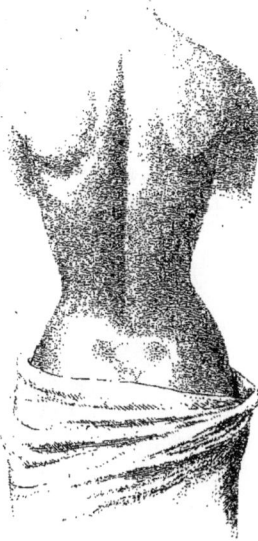

Fig. 797

CHAPITRE PREMIER

DE LA SCOLIOSE

§ 1. — CORSETS PRÉVENTIFS

C'est après l'enfance, plus tôt ou plus tard, selon la force du sujet et le degré de laxité des ligaments, que se manifestent ces mauvaises attitudes, surtout chez les jeunes filles dont le système musculaire est affaibli.

On trouve dans l'atlas de Delpech sur l'ortho-morphie, dit Malgaigne, l'indication et la description d'exercices variés, ayant tous pour but de mettre en jeu la force musculaire et tendant à en régler la dépense, de telle sorte qu'elle soit uti-lisée en vue d'un résultat particulier se tradui-sant par une action déterminée sur tel ou tel point de l'épine et d'y produire des tractions, des mou-vements dont il est facile de prévoir l'utilité. Quelle que soit d'ailleurs l'utilité de tous les exercices de ce genre, qui est rendue évidente, par exemple, par les résultats auxquels était arrivé l'abbé de Fontenu en redressant jusqu'à un certain point ses courbures normales par un exercice quotidien, et que fait très bien comprendre ce que nous savons de la fâcheuse influence du poids du tronc sur le rachis qui lui est livré sans défense, par suite de l'inertie des ligaments et des muscles; quels que soient les avantages de l'exercice contre cette débi-lité et le mauvais état général du sujet, cepen-dant il ne faudrait pas vous flatter de suffire avec les attitudes et la gymnastique seules au traitement des déviations de la taille.

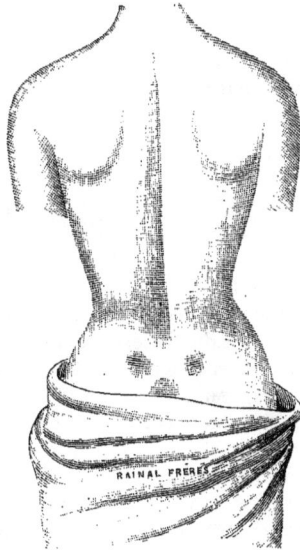

Fig. 797.

En supposant même que, durant les exercices, l'action musculaire lutte toujours d'une manière suffisante contre le poids de la tête et du tronc, celui-ci réagit à son tour lorsque les muscles sont fatigués; ils se reposent; il faut donc de toute nécessité, qu'à ce moment au moins le rachis soit soutenu. De là le besoin des moyens orthopédiques.

5

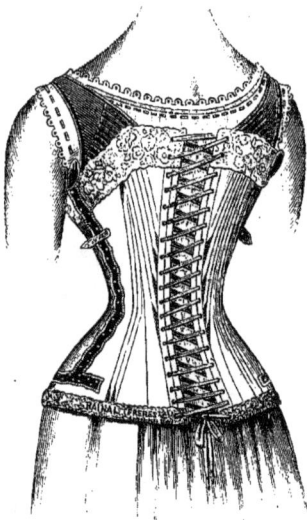

C'est au début de cette affection qui, livrée à elle-même, amènerait certainement une déviation de la taille, qu'il est nécessaire d'employer les moyens préventifs, c'est-à-dire le corset d'attitude (fig. 865), qui n'est pas à vrai dire un appareil orthopédique. Il a pour but non de redresser une déviation de la colonne vertébrale, mais simplement de soutenir la partie supérieure du tronc. Ce corset entoure les hanches et la partie postérieure du bassin qui lui fournissent leur point d'appui. En haut et à la partie supérieure, il monte jusqu'au niveau des épaules qu'il embrasse par de larges épaulettes. Il est souvent nécessaire, surtout chez les très jeunes sujets ou chez les jeunes filles dont l'estomac est délicat, d'interrompre dans un ou plusieurs points la continuité du coutil et de remplacer le busc cependant très flexible par une bande de caoutchouc, afin de donner plus d'élasticité au corset et d'éviter toute compression sur la région épigastrique.

Fig. 865.

Les extrémités des épaulières, après avoir été croisées derrière le dos, sous le corset, c'est-à-dire directement sur la chemise, sont ramenées sur les côtés latéraux du corset, où elles se fixent sur des petits tuteurs plats extrêmement flexibles et munis de croissants axillaires.

Saillie des omoplates.

Cette disposition se remarque surtout chez les jeunes filles; on a attribué cette cause pour l'état normal dans la prédominance d'action du côté droit.

La fixité nécessaire aux mouvements énergiques ne l'est pas moins pour les mouvements légers mais qui demandent beaucoup de précision. La jeune fille qui brode, qui dessine, qui écrit, doit se prémunir contre les vacillations du rachis, qu'entraîneraient celles de l'épaule et de la main; elle tient donc le rachis légèrement courbé dans sa partie supérieure. Cette flexuosité, qu'on regarde généralement comme une habitude vicieuse, n'est autre chose que la condition, indispensable pour un sujet faible, de l'exécution de certains actes du bras droit. Aussi est-il très souvent impossible, malgré les remontrances les plus fréquentes, d'obtenir de la jeune fille la plus docile cette rectitude tant désirée des mères de famille et l'on comprend ce que peut amener à la longue, chez un sujet prédisposé, cette inflexion fréquemment répétée et devenue en quelque sorte habituelle.

La théorie n'explique pas seulement la formation des courbures latérales; elle indique en partie le moyen préventif que l'on peut mettre en usage contre elle.

Le modèle de corset, que nous croyons devoir appliquer (fig. 469), a pour effet d'effacer la saillie des omoplates en donnant aussi plus d'amplitude à la poitrine. Sur les côtés latéraux du corset sont disposés deux petits ressorts très minces, sorte de tuteurs sans béquillons dissimulés sous le coutil; ils servent à recevoir les cour-

SAILLIE DES OMOPLATES

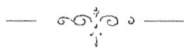

CORSET D'ATTITUDE

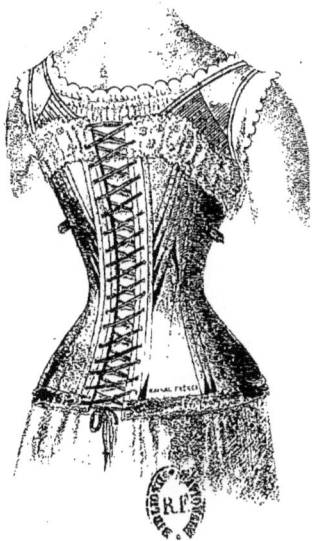
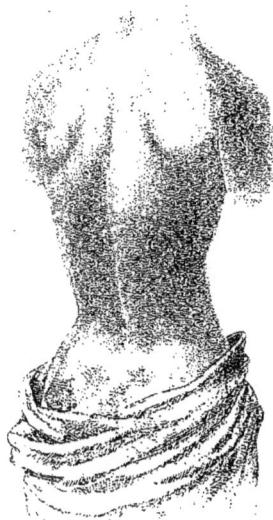

Fig. 469   Fig 470

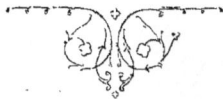

SCOLIOSE SAILLIE DES OMOPLATES

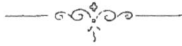

CORSET EN COUTIL AVEC ÉPAULIÈRES

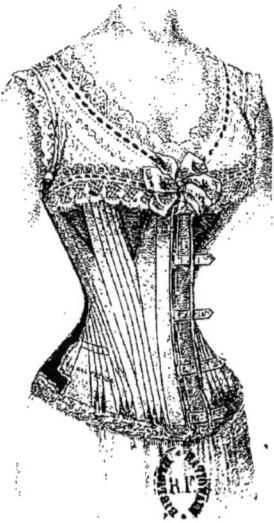

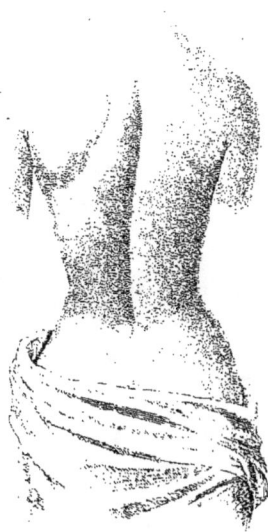

Fig. 862 bis

Fig. 472

roies des épaulières. Ces dernières, plus ou moins serrées, remettent les omoplates simplement dans leur position normale. Il est bien entendu que ce corset n'a aucune action sur les déviations même légères de la colonne vertébrale; il a pour but de donner simplement plus de rectitude dans la tenue.

§ 2. — COLLIER CERVICAL

Le même corset fournit encore un point fixe aux colliers, souvent nécessaires chez les jeunes filles qui portent la tête en avant, sorte d'excurvation dorsale qui se rencontre quelquefois chez les sujets dont le cou est un peu haut et la taille longue. Ce petit appareil consiste en un cercle en aluminium recouvert de velours ou de toute autre étoffe que l'on place autour du cou. Les extrémités de ce collier formées d'un ruban, d'abord réunies par derrière, descendent ensuite séparément le long du dos et vont s'attacher à droite et à gauche du corset.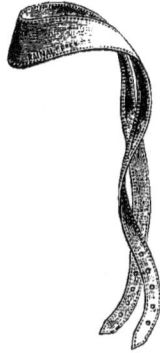

Ces corsets dépourvus de croissants axillaires agissent bien moins de bas en haut, comme support, que dans leur sens horizontal, par la pression d'une de leurs faces sur l'un ou l'autre côté du tronc. Il est à remarquer que les corsets bien faits n'ont pas d'action mauvaise et que la constriction énergique et prolongée peut seule amener des désordres plus ou moins graves, ce qu'il est très facile d'éviter.

Fig. 1861.

D'ailleurs, le corset doit être adapté à la forme des parties qu'il recouvre, de manière à entraver le moins possible l'exercice des fonctions organiques.

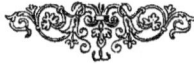

Corset d'attitude.

Dans les déviations éphémères du rachis, qu'une habitude corporelle a engendrée et qu'un changement d'attitude redresse, c'est-à-dire dans les cas de flexions à peine sensibles, un corset approprié est encore plus nécessaire.

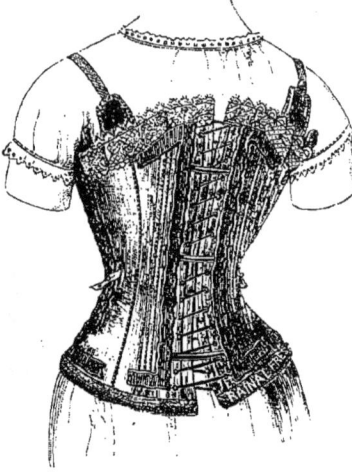

Tant que les ressources de l'art ou les efforts de la nature ne sont pas parvenus à rendre aux muscles leur vigueur, les corsets en coutils avec tuteurs suppléent jusqu'à un certain point à leur défaut d'action et, dans une certaine mesure, s'opposent à leur distension. Dans cette affection qui se rencontre si souvent chez les jeunes filles dont la croissance est exagérée et le système musculaire affaibli tend à imprimer à la colonne vertébrale une légère flexion à peine sensible, le corset (fig. 862) rend les plus grands services : il se dissimule très bien sous les vêtements en affectant la forme des corsets de coutil ordinaires. C'est en somme un corset d'attitude qui ne saurait convenir dans la scoliose au 1er degré bien caractérisée et encore moins dans les déviations acquises, mais qui peut certainement prévenir, par son emploi, la scoliose au début.

Fig. 862.

Il a pour but de soutenir les parties supérieures du tronc, en prenant un poin d'appui sur les crêtes iliaques et le creux axillaire au moyen de deux tuteurs latéraux très minces, munis de béquillons disposés de chaque côté du corset.

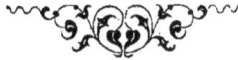

SCOLIOSE AU DÉBUT

CORSET EN COUTIL À BARRETTES

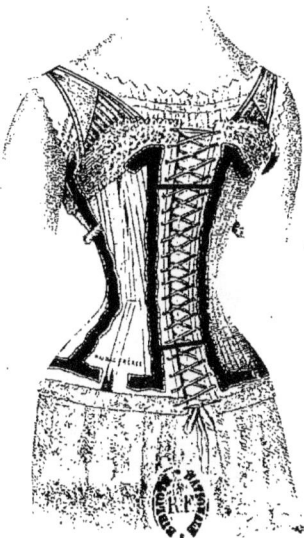

Fig. 862

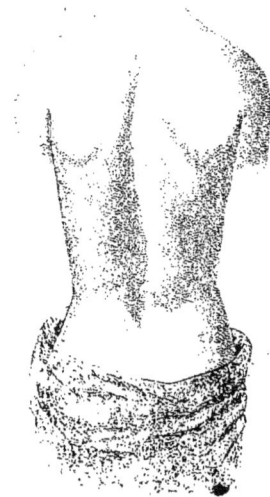

Fig. 466

§ 3. — APPAREILS CONTRE LA SCOLIOSE AU 1ᵉʳ DEGRÉ

Dans la première période de la scoliose (fig. 132), c'est à peine si l'on aperçoit une légère disposition en S de la série des apophyses épineuses, conséquence de la torsion des vertèbres. L'épaule est plus élevée, plus saillante; on voit se dessiner la ligne des apophyses dont la convexité regarde de côté : *c'est ce que les mères de famille appellent épaule forte.* L'indication, en pareil cas, est de soutenir les parties supérieures du tronc, de façon à éviter que le poids de la tête et des épaules en vienne augmenter les courbures.

Le début de cette affection paraît peu de chose et l'on est généralement porté à croire qu'un petit corset en coutil, plus ou moins baleiné, aura raison de cette courbure et en arrêtera bien vite les progrès. C'est là une profonde illusion; nous pouvons dire par trente ans d'expériences, que ce n'est qu'en traitant une scoliose au début, par un corset bien fait, que l'on peut éviter le deuxième degré.

Les succès que nous avons vu obtenir concernent les cas de scolioses bien soignées à cette première période. C'est donc une faute d'appliquer un corset en coutil, même avec tuteurs : car il ne peut en rien s'op-

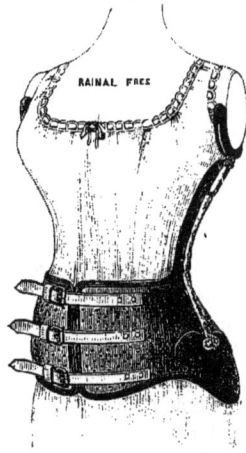
Fig. 1772.

poser aux progrès de la déviation. Cette politique est celle de l'autruche : c'est vouloir cacher une difformité qui ne peut qu'augmenter. Nous savons malheureusement que la scoliose parvenue au deuxième degré ne peut être corrigée entièrement, en dépit des appareils les mieux faits. Tout ce que l'on peut obtenir, lorsque la scoliose est arrivée à cette période avancée, c'est de l'empêcher de prendre des proportions plus grandes. On a lu l'opinion motivée plus haut par de Saint-Germain au sujet du corset plâtré, dont on a voulu faire une panacée. Nous en donnons plus loin une description, pour plus ample informé.

Ces corsets plâtrés, outre qu'ils sont très lourds, ne présentent pas de points d'appui sérieux et la compression qu'ils exercent sur la poitrine les rend insupportables.

L'appareil que nous préconisons pour la scoliose au début est le modèle des figures 1865 et 1772. Il se compose d'une ceinture en cuir moulé, embrassant le bassin. Sur les côtés latéraux du corset sont disposés deux tuteurs. Leur partie inférieure, suffisamment coudée, repose sur les crêtes iliaques, qui offrent le meilleur

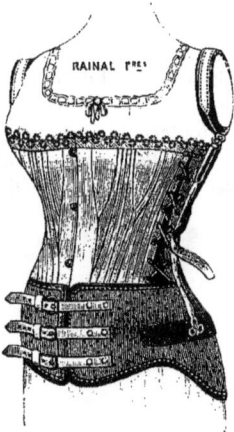
Fig. 1776.

point d'appui. Les béquillons placés à l'extrémité des tuteurs, que l'on peut monter et baisser à volonté, servent de second point d'appui; ils ont pour but, non de soulever les épaules mais de servir de point de repos à la tête et aux épaules, lorsque le sujet tend à s'affaisser sur lui-même; c'est tout simplement un rappel à la position normale.

Les avantages de ce corset consistent :

1° A éviter toute compression sur la poitrine (fig. 1772);

2° A maintenir les parties supérieures du tronc dans une attitude correcte;

3° A éviter certainement les progrès de la scoliose.

Lorsque le moulage a été bien fait (et il est d'une grande importance), on parvient à confectionner un appareil qui, tout en se dissimulant bien sous les vêtements, rend aux scoliotiques les plus réels services. Chez certaines jeunes filles dont la poitrine est très développée, on ajoute à ce corset en cuir moulé un devant de corset (fig. 1776) destiné à soutenir les seins.

Il est certaine complication de la scoliose qui nécessite une légère modification au corset en cuir moulé : nous voulons parler de la saillie des omoplates, qui est assez

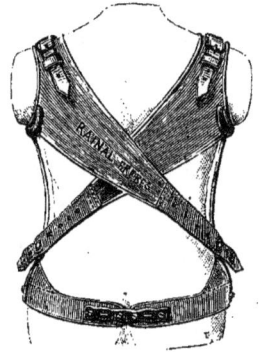

fréquente surtout chez les scoliotiques très maigres. On ajoute, en pareil cas, au niveau des béquillons, une paire d'épaulières qui entourent les aisselles et dont les extrémités, munies d'une courroie, viennent se fixer sur un bouton placé de chaque côté des tuteurs. Ces épaulières, serrées suffisamment et sans trop de gêne pour le malade, ont pour effet, non seulement d'effacer la saillie des omoplates, mais de donner aussi plus d'amplitude à la poitrine, ce qui est toujours un point important pour l'hygiène des jeunes sujets.

Il est bien évident, d'après les travaux de tous les spécialistes, que la scoliose au début est l'indice d'un système ostéo-musculaire débile, et d'une croissance exagérée. Les données étiologiques nécessitent impérieusement, en dehors des appareils orthopédiques, un traitement médical qui n'est pas de notre compétence et

Fig. 1048.

dont nous nous contentons de signaler seulement ici la haute importance pratique sur la destinée des jeunes malades.

Afin de laisser le plus de liberté possible aux organes de la poitrine et de l'abdomen, le busc rigide employé pour les corsets ordinaires est remplacé par un système de pattes et de boucles pouvant se desserrer à volonté. On ajoute à ce corset des épaulières, qui ont pour effet d'effacer la saillie des omoplates et de donner aussi plus d'ampleur à la poitrine. Ainsi confectionné, ce corset donne satisfaction aux règles de l'hygiène et aux prescriptions de la science.

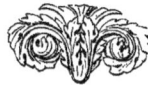

SCOLIOSE 1ʳᵉ DEGRÉ

CORSET EN CUIR MOULÉ

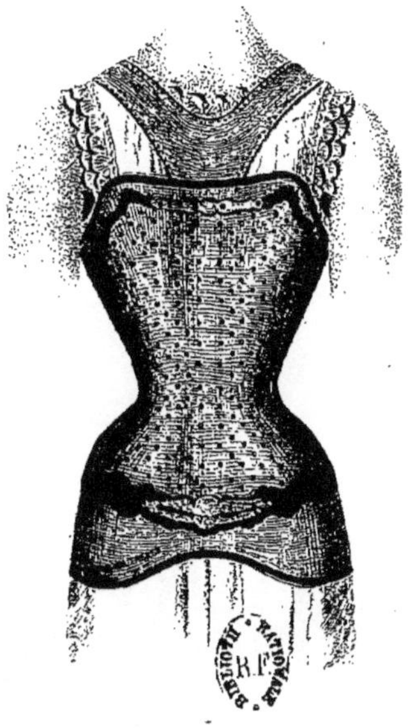

Fig. 1863

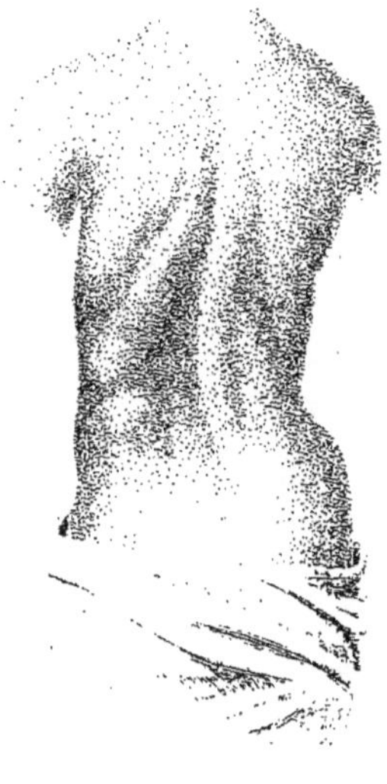

Fig. 132

§ 4. APPAREILS CONTRE LA SCOLIOSE AU 2ᵉ DEGRÉ

Corset en cuir moulé avec plaque.

Le corset en cuir moulé avec plaque compressive (fig. 1441) du côté de la con
vexité de la courbure, dans le cas de déviation au deuxième degré, a pour but de
déterminer, à l'aide d'une pression légère, des courbures
inverses à celles que l'on veut combattre ; seulement,
la pression n'est exercée que sur la convexité de la courbure principale, et c'est à l'action musculaire qu'est
laissé le soin de corriger les courbures de compensation, de telle sorte qu'il faut non seulement que le
sujet soit debout, mais encore qu'il marche, pour que
l'appareil agisse efficacement dans le sens de la guérison.

Supposons que l'on exerce avec la main une pression
latérale sur la convexité de la courbure dorsale d'un sujet
affligé de déviation. Sous l'influence de l'effort que l'on
fait pour redresser ainsi sa courbure par pression
directe, le tronc tendra à s'incliner du côté opposé à la
pression ; mais cette inclinaison rompant l'équilibre
expose à des chutes. Aussi le sujet s'incline-t-il instinc-
tivement du côté de la main qui le presse, et, pour y
arriver, redresse ses courbures de compensation, ce qui
ne peut se faire sans que la principale ne se redresse
aussi. Il faut donc que, pour obéir aux lois de l'équilibre, le malade mette en œuvre une sorte de gymnastique aussi continue qu'instinctive.

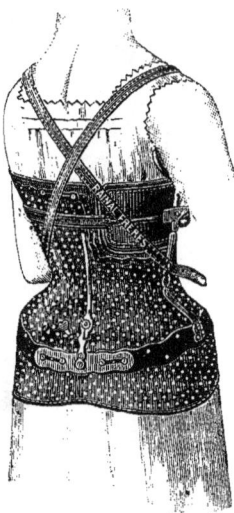

Fig. 1441.

L'action de notre corset ne peut être brusque et sa
pression doit être modérée; elle peut être proportionnée à la force du sujet, par
l'inclinaison que l'on donne au levier. Il est évident que cet appareil (pas plus que
ceux imaginés avant nous, y compris les appareils plâtrés de Sayre) ne peut lutter
contre la torsion des vertèbres, si fréquente dans les scolioses au deuxième degré.
Mais aucun n'agit plus efficacement et plus sûrement sur les courbures : nous pouvons en donner l'assurance.

La soustraction de l'action qu'exerce la pesanteur sur les parties supérieures du
corps n'est-elle pas le moyen le plus efficace que nous ayons, pour effacer les courbures du rachis? Or, le point d'appui sur les crêtes iliaques remplit merveilleusement
ce desideratum.

Nous devons aussi insister sur ce fait, que les inflexions pures ou avec une torsion
à peine sensible (ce qu'il est convenu d'appeler les grandes courbures de Bouvier) sont
les seules qui puissent guérir entièrement : mais il est impossible, lorsqu'il y a une
torsion un peu prononcée, de la faire disparaître complètement.

L'action combinée des moyens mécaniques mis en usage nous explique l'heureuse
influence du traitement sur la santé et la réduction ou, du moins, l'atténuation de
difformités, souvent considérables et toujours nuisibles au bon maintien de la validité
générale.

Corset de maintien en cuir moulé.

Certaines scolioses, chez de grandes jeunes filles, par exemple, sans présenter nettement le deuxième degré, nécessite néanmoins un corset en cuir moulé un peu plus résistant surtout du côté de la courbure. La plaque

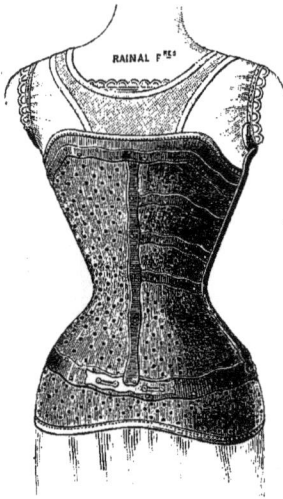

dorsale avec levier du corset précédent étant inutile, on la remplace en pareil cas par de minces lamelles d'acier disposées au niveau de la convexité qui est le plus souvent la grande courbure de Bouvier.

Ce corset bien exécuté sur un moulage bien fait permet à la jeune fille de s'habiller correctement, sans que l'œil le plus exercé puisse soupçonner l'existence d'un appareil quelconque. Faisons remarquer, encore une fois, que ces corsets ne compriment en rien la poitrine puisque cette dernière est complètement libre et qu'aucun lien ne vient gêner les fonctions respiratoires, c'est un appareil de soutien et non un appareil compressif.

Quand, à l'aide de moyens rationnels et mis en œuvre de manière à ne pas compromettre la santé, nous avons pu rendre à une jeune fille dont la colonne rachidienne s'affaissait sous le poids de la tête et du tronc, sinon, toute sa rectitude, au moins une taille irréprochable pour des yeux non exercés,

Fig. 1857.

quand nous avons favorisé sa croissance, n'aurions-nous même obtenu que l'état stationnaire d'une déviation qui menaçait de prendre d'effrayantes proportions, ne pouvons-nous pas dire que nous avons rendu au sujet et à sa famille un véritable service?

Il importe donc de savoir exactement le point où s'arrête la puissance, parfois très grande, des moyens que l'orthopédie met en usage, afin de ne leur demander et ne promettre que ce qu'ils peuvent réellement donner.

On a cité quelques cas, assez rares, il est vrai, où la compression sous-axillaire produite par les béquillons avait amené de la rougeur, des excoriations, et même des phlegmons. La plupart des accidents qui viennent d'être indiqués doivent être attribués plutôt à l'abus des moyens orthopédiques qu'à leur emploi bien dirigé. Un grand nombre de ces accidents tient aussi à une prédisposition particulière des sujets, dont on saura éviter les conséquences dès qu'on l'aura reconnue.

D'autres sont dus à des imperfections dans la construction des appareils. On peut toujours éviter ces derniers, lorsqu'on s'efforce de ne jamais livrer au malade un appareil défectueux.

Pour nous, nous pouvons dire que, dans notre pratique personnelle, nous n'avons jamais rencontré de cas semblables. Nous n'oublions jamais, en effet, que les tuteurs à béquillons sont créés, non pour surélever les épaules et les mettre en porte-manteau, mais uniquement destinés à leur maintien dans une position physiologique.

Comme l'a parfaitement vu Chassaignac, les appareils à tuteurs agissent d'une

SCOLIOSE 2ᵐᵉ DEGRÉ

CORSET EN CUIR MOULÉ AVEC PLAQUE LATÉRALE

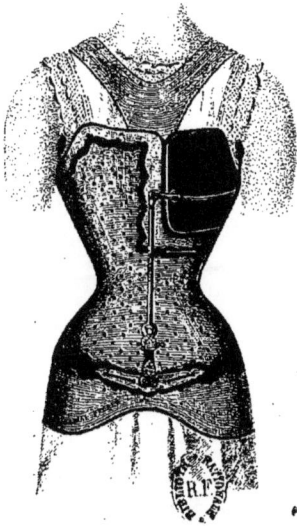

Fig. 1441

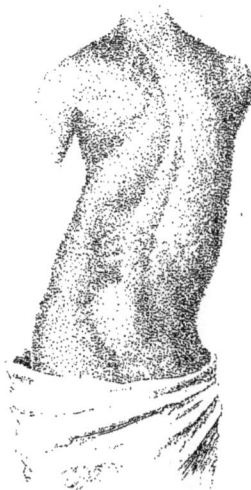

Fig. 133

manière toujours plus directe sur la région de l'épine. Mais trois points sont à considérer dans leur construction : 1° l'appui qu'ils prennent sur le tronc; 2° leur point d'application sous les aisselles; et 3° les tuteurs latéraux, qui constituent la puissance extensive. Quant au premier point, il importe *qu'ils s'appuient solidement sur les crêtes iliaques*, sans glisser, sans se déplacer, sans blesser les parties molles; et, d'un autre côté, qu'ils pressent le moins possible sur l'abdomen; 2° le point supérieur d'application est constitué par deux croissants rembourrés; 5° les tuteurs qui supportent les croissants doivent avoir un mécanisme qui puisse permettre de les élever à volonté.

§ 5. — TRAITEMENT DE LA SCOLIOSE AU 3ᵉ DEGRÉ

La torsion des vertèbres en s'exagérant dans la région dorsale, en même temps qu'augmentait la courbure, a pour résultat de produire une gibbosité complète, plus ou moins étendue verticalement, de même que la torsion lombaire exagère le relief de sa partie gauche et augmente l'aplatissement de sa partie droite. C'est la période de gibbosité confirmée; aussi la torsion ne sera-t-elle alors méconnue par personne.

« Avec la torsion vertébrale commence véritablement, dit Malgaigne, un troisième degré, et, quel que soit le point auquel la déformation puisse être portée plus tard, on peut cliniquement continuer à l'y rattacher; car la moindre manifestation de la torsion nous remet en face d'une difformité dont l'art n'a jamais su et ne sait pas encore triompher.

Il faut toutefois bien distinguer ce qui appartient à la courbure et ce qui est dû à la torsion; car même à un faible degré nous pouvons remédier à cette dernière déformation, tandis que nous pouvons redresser une courbure même étendue, l'une cependant complique ordinairement l'autre; de telle sorte que les cas où le redressement complet peut être obtenu se trouvent par cela même bien limités.

Je regarde donc comme impossible à faire disparaître une torsion, tant soit peu prononcée, tandis que j'ai guéri ou vu guérir plusieurs fois des inflexions pures ou avec une torsion à peine sensible. »

En résumé, dans les cas de courbures dorsales très avancées, que nous classerons sous le titre de scoliose au troisième degré, à la suite de la torsion de la colonne vertébrale, le thorax considérablement déformé présente une gibbosité en arrière, affectant tout un côté (fig. 142).

Lorsque la colonne vertébrale a conservé une certaine flexibilité, l'appareil sui

RAINAL FRÈRES

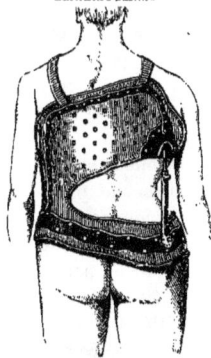

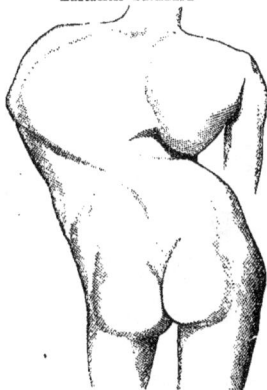

Fig. 141.

RAINAL FRÈRES

Fig. 142.

vant est applicable et donne les meilleurs résultats. Il est en cuir moulé, d'un
seul morceau, garni de trois lames d'acier et d'un tuteur à crémaillère; il couvre
le tiers supérieur du dos, la face latérale gauche du tronc et forme, en bas, une large
ceinture, qui embrasse le bassin et le ventre.

Il n'a ni plaque thoracique, ni béquillon; il laisse libre la partie antérieure et
supérieure du thorax. L'appareil, ainsi disposé, agit sur le bout du tronc par l'arc
métallique et par la crémaillère. La figure 141 montre exactement l'effet produit par
l'appareil. Le redressement obtenu est à peu près égal à celui qui détermine le
decubitus horizontal.

Lorsque l'appareil est appliqué dans la difformité, on élève le tuteur à crémaillère à l'aide de la clef à pignon. Cette opération ne doit être pratiquée que progressivement, afin d'éviter un contact trop violent, ce qui amènerait des excoriations.
Cet appareil rend de réels services dans les déviations très prononcées, en permettant aux malades de respirer librement. Pour sa confection, le moulage du tronc et
du bassin est indispensable.

§ 6. — CORSET DISSIMULANT POUR LES RACHITIQUES

RAINAL.FRERES

Fig. 805.

Chez les sujets rachitiques du sexe féminin, alors que le développement du système osseux est presque terminé, il reste des déviations
acquises, souvent considérables dont le redressement
est impossible. Si tout appareil orthopédique paraît
inutile en pareil cas, on peut, du moins, par un corset
habilement confectionné, dissimuler, en partie, une
infirmité qui fait le désespoir de ces malades. Le corset
que nous avons construit (fig. 805) est disposé de façon
à dissimuler complètement ces difformités.

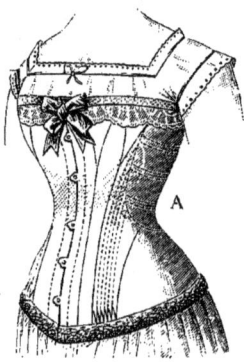

Nous l'avons imaginé pour les raisons suivantes :
les coussins de crin, employés ordinairement par les
corsetières, pour combler les creux, conséquences de la
courbure de l'épine dorsale, nous ont paru toujours
défectueux; ils font l'office de coins, ils tendent, par leur
pression continue, à augmenter les déviations. C'est
pourquoi, à ce système vraiment primitif, nous avons
voulu substituer un dispositif baleiné, de forme convexe,
permettant de combler les cavités sans exercer aucune pression malfaisante. Le
corset, une fois appliqué, fait disparaître toute déformation et le sujet peut s'habiller
comme tout le monde, sans craindre la malignité des regards du public.

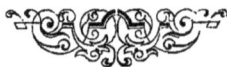

SCOLIOSE 3ᵐᵉ DEGRÉ

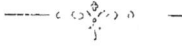

CORSET DE CONTENTION

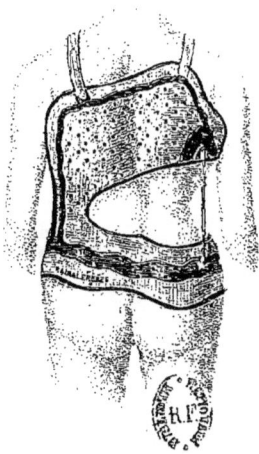

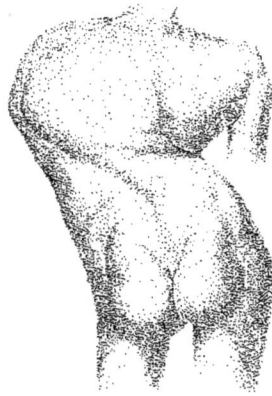

Fig. 141

Fig. 142

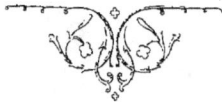

§ 7. IMPORTANCE DU MOULAGE

Nous attachons la plus grande importance au moulage, pour la confection de nos appareils. Aussi, avons-nous disposé, dans notre maison, depuis de longues années déjà, une salle exclusivement affectée à cet usage. Le personnel dressé à cet effet, sous la surveillance active d'un contremaître expérimenté, est assez nombreux pour que cette petite opération soit faite rapidement. Elle demande dix minutes au plus. L'appareil (fig. 1860, page 60) nous sert à maintenir le sujet pendant le moulage et à lui donner l'attitude de redressement qu'il doit avoir, une fois le corset appliqué.

Nous devons faire remarquer que si, dans certains cas, nous sommes obligés de soulever légèrement le sujet, pour effacer les courbures autant que possible, les pieds restent appuyés sur le sol et la suspension est faite seulement sous les bras, ce qui n'a aucun rapport avec le procédé de Sayre, qui soulève les enfants au-dessus du sol, en prenant un point d'appui sous les maxillaires.

Pendant le moulage, il est indispensable que le sujet se trouve aussi droit que possible : pour cela, il faut lui éviter la fatigue produite par ce pseudo-redressement. C'est ce à quoi nous parvenons avec l'appareil (fig. 1860).

Le moulage a pour but, quand il est soigneusement fait, non de reproduire le sujet tel qu'il est, mais au contraire tel qu'il doit être, c'est-à-dire en partie redressé.

Une fois le corset moulé sur le plâtre ainsi modifié, le sujet se redresse de lui-même pour entrer dans son corset et y conserver une position normale.

C'est ainsi que l'on modifie le plâtre dans certaines scolioses. En diminuant les saillies et les creux, on obtient, de cette façon, une pression plus forte sur les premières et on observe mieux les empreintes des seconds.

§ 8. — LES LITS MÉCANIQUES

Les pressions exercées perpendiculairement à l'axe du corps, conseillées depuis Hippocrate pendant la station, employées par Levacher dans la position assise, ont été mises en usage, pour la première fois, par Heine (de Würzbourg) et Humbert (de Morley) qui les associèrent à l'extension. Elles ont pour objet de modifier la forme du thorax en redressant l'arc de la courbure rachidienne par le procédé de l'aplatissement ou par celui du renversement.

Goldschmidt (de Berlin) a proposé un lit destiné à exercer des pressions latérales directes non élastiques. Le lit préconisé par Mayor est assujetti à l'aide de trois cravates disposées de manière que celle du milieu embrasse et comprime la saillie formée par la convexité de la courbure, tandis que les deux autres, passées l'une sous l'épaule et le bras, l'autre sur le bassin du côté opposé, attirent ces parties obliquement dans un sens contraire à l'action du lien transversal moyen.

Lonsdale faisait soulever le sujet couché sur le côté, au moyen d'une sangle à boucler, dont les extrémités venaient s'attacher en haut à deux montants en bois fixés verticalement de chaque côté du lit, lequel n'était autre que le *lit à pans brisés* de Earle.

Venel, inspiré par la relation des travaux de Portal et de Levacher, imagina, le premier, de mettre en usage l'extension horizontale sur un plan égal ou légèrement incliné. Pour cela, il inventa un lit mécanique, qu'il fit connaître dans les mémoires de la Société des sciences physiques de Lausanne (1788).

L'extension y est exercée supérieurement par une courroie tenant à un serre-tête, et mise en jeu par une espèce de treuil, muni d'un cliquet et par des liens placés sous les aisselles; inférieurement, par une ceinture qui embrasse en même temps la cuisse au-dessus du genou et la jambe au-dessus des malléoles; par des courroies matelassées.

Pravaz se servait d'un lit à plans brisés dans le genre de celui de Shaw, mais il ajoutait une ou plusieurs pièces d'appui propres à exercer une pression latérale.

Le lit *à extension sygmoïde* de Guérin est pourvu d'un mécanisme propre à permettre aux plans séparés de s'écarter angulairement, c'est-à-dire plus d'un côté que

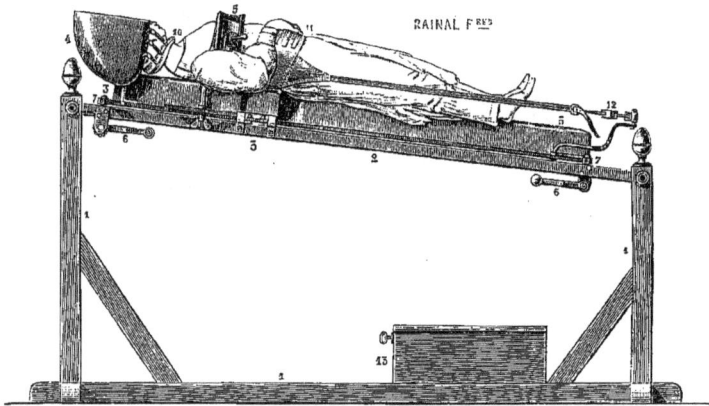

Fig. 1845. — Lit à extension sygmoïde de Guérin.

de l'autre : c'est le modèle type des lits mécaniques; nous en donnons le mode d'application d'après J. Guérin[1] :

L'appareil est construit pour une déviation latérale à double courbure, la supérieure à droite, l'inférieure à gauche. On couche le sujet sur l'appareil, de manière à loger la tête dans le casque et à faire correspondre la convexité de la courbure supérieure à droite à la plaque d'appui supérieure, et l'inférieure à gauche à la plaque d'appui inférieure.

Pour cela, on élève ou on descend la plaque d'appui supérieure, au niveau de la convexité dorsale; on fixe, ensuite, la tête du sujet au moyen d'un collier à lanières reçues dans des boucles placées au pourtour de la demi-circonférence antérieure du casque. Une ceinture rembourrée, embrassant les hanches, donne naissance, de chaque côté, à deux courroies, qui viennent se fixer à une barre transverse attachée à un ressort de manière à faire la contre-extension.

Le sujet étant ainsi maintenu, on tourne la manivelle inférieure; la brisure inférieure du lit décrit un arc de cercle, de droite à gauche, entraînant avec elle les membres inférieurs, le bassin et la portion la plus inférieure de l'épine. Le flanc

1. J. GUÉRIN. *Mémoire sur l'extension sygmoïde et la flexion.*

gauche étant appliqué contre la plaque d'appui, l'épine se courbe dans le sens de cette plaque, c'est-à-dire dans le sens opposé à la courbure pathologique. On produit un résultat analogue, mais en sens inverse en tournant la manivelle supérieure du côté gauche ; la tête et la partie supérieure du thorax dévient obliquement de gauche à droite ; les côtes, arrêtées par la plaque d'appui supérieure, sont refoulées de droite à gauche et permettent à l'épine de se fléchir de gauche à droite, c'est-à-dire dans le sens opposé à la courbure anormale qu'elle présente.

On favorise cette flexion, ou plutôt cette tendance au redressement, et on diminue la traction qu'elle exerce sur la tête et le col, au moyen d'une courroie rembourrée, qui s'attache au sommet du coussin supérieur, passe derrière l'épaule gauche, et vient, en se réfléchissant obliquement sur le côté, se fixer à une tige qui descend au niveau de l'appendice xiphoïde du sternum. Cette courroie est indispensable ; elle force le thorax à suivre la déviation du coussin supérieur ; sans son concours, la flexion de l'épine ne s'opérerait que dans la région cervicale et laisserait la portion dorsale presque droite.

L'appareil à extension sygmoïde pour le traitement des déviations latérales de l'épine se compose (fig. 1843) :

Vue de face de l'appareil, le malade fixé dessus.

1° 1. 1. 1. Bates en bois supportant ;

2. 2. Un châssis fixe principal en fer ;

3. 3. 3. Coussins appliqués sur trois châssis, dont le supérieur et l'inférieur mobiles ;

4. Casque ;

5. Plaque supérieure d'appui et de pression latérale ;

6. 6. Manivelles, supérieure à gauche, inférieure à droite, pour mobiliser latéralement en sens opposés les deux plateaux supérieur et inférieur au moyen de :

7. 7. Deux mouvements d'engrenage ;

8. Courroie destinée à maintenir le tronc en rapport avec le plateau supérieur pendant le mouvement de déviation de ce dernier ;

10. Collier maintenant la tête ;

11. Ceinture faisant la contre-extension ;

12. Ressort propre à rendre l'extension élastique ;

13. Caisse annexée à l'appareil.

Le lit *à extension et pression latérale* de Bouvier est le lit de Heine (de Würzbourg), légèrement modifié. Il comprend deux systèmes de pièces :

1° Celles qui sont nécessaires pour exécuter l'extension parallèle sur un plan horizontal ;

2° Celles qui servent à exercer des pressions et des tractions latérales. Ces deux genres de moyens, réunis sur le même appareil, sont susceptibles d'être adaptés à volonté, et ne doivent

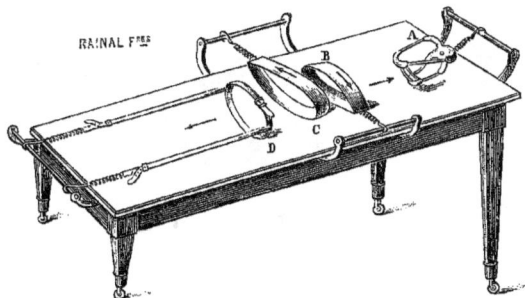

Fig. 1840.

être mis en action qu'autant que l'exigent les indications de la difformité à traiter.

Le lit *à traction élastique* de Bigg (fig. 1840) paraît remplir certaines indications pour le traitement de la scoliose. Il est destiné, comme les précédents, à exécuter l'extension parallèle et des pressions dans le sens latéral sur la convexité de la double courbure rachidienne. Il n'en diffère que par la disposition du mécanisme employé à l'effet de rendre les pressions élastiques. Il se compose d'un plan légèrement incliné et bien matelassé, dont chaque bord est pourvu d'une tringle de fer ayant une certaine longueur et élevée horizontalement sur des supports fixés à la couchette. Ces tringles servent de point d'attache aux lacs de traction, qui, tous, se terminent à leur extrémité externe par un fort ressort de fil de fer tourné en spirale et une agrafe. C'est ainsi que l'agent de la contre-extension, qui consiste en une sorte de calotte à mentonnière A, susceptible de contenir la tête, est reliée à la tringle du bord supérieur du lit, par l'intermédiaire d'un ressort à boudin ; que les moyens de l'extension, qui comprennent une ceinture pelvienne D et deux courroies descendantes, se fixent à la tringle inférieure par le même procédé et qu'il en est de même des courroies transversales B et C, lesquelles prennent un point d'appui sur les tringles latérales, de façon à agir en sens contraire, l'une sur la convexité de la courbure dorsale, l'autre sur la convexité de la courbure lombaire.

Les lits mécaniques ne sont pas très employés, en réalité, parce qu'ils offrent certains inconvénients. En effet, si l'on veut retirer quelque avantage de ce mode de traitement, il faut que le sujet y soit soumis, non seulement la nuit, mais aussi une grande partie de la journée, et cela pendant des mois et souvent pendant des années.... Or, il est évident que cette immobilité ainsi prolongée a été regardée comme nuisible par la plupart des médecins. Larrey, Malgaigne, etc., se sont nettement prononcés contre l'usage de ce moyen mécanique. Les inventeurs de lits mécaniques ont même fini par renoncer à se servir de ceux qu'ils avaient imaginés. Jules Guérin et Bouvier restreignent l'application des appareils adoptés par eux, en la réservant seulement pour certains cas particuliers de scoliose à double courbure très prononcée, impossibles à modifier par des procédés orthopédiques plus simples[1].

1. Pour plus de détails, voyez GAUJOT, *Arsenal de la chirurgie contemporaine.*

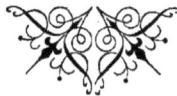

CHAPITRE II

DE LA CYPHOSE

La cyphose occupe soit la colonne tout entière, soit une de ses parties. La fig. 157, représente un cas de cyphose générale.

La cyphose imprime à la forme du thorax des changements qui varient suivant le siège et le degré de l'excurvation. Lorsque la région dorsale tout entière est com-

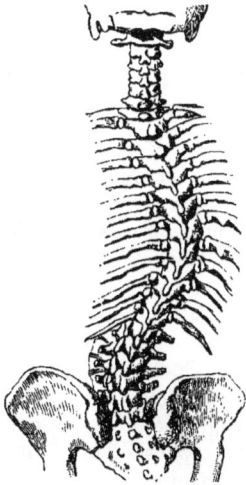

Fig. 651.

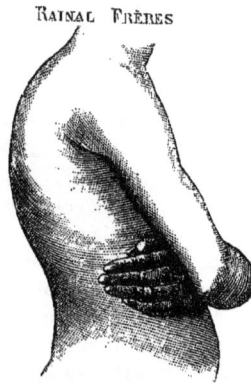

RAINAL FRÈRES

Fig. 157.

prise dans l'arc cyphotique et que sa flèche est courte, la poitrine est peu modifiée dans sa configuration générale. Mais si la courbure tend à devenir angulaire, et surtout si le sommet de l'angle se trouve situé dans la région des dernières vertèbres dorsales et de la première lombaire, la cage thoracique change d'aspect et s'incline sur le bassin : son diamètre antéro-postérieur augmente tandis que le diamètre transverse diminue d'autant plus qu'on le mesure plus près de la base de la poitrine.

La cyphose de la partie supérieure de la colonne vertébrale n'exerce pas une influence notable sur la position et la forme du bassin. Il en est tout autrement, lorsque la courbure occupe les régions dorso-lombaire, lombaire ou lombo-sacrée.

Dans ces cas, le bassin se redresse, l'angle sacro-vertébral s'ouvre et s'efface presque entièrement. Cette déformation du bassin entraîne des conséquences fâcheuses : les dimensions transversales du grand bassin et du détroit supérieur sont augmentées et celles du détroit inférieur sont diminuées.

§ 1. — CYPHOSE INFANTILE

D'après Bouvier, la cyphose infantile est presque toujours symptomatique du rachitisme, quand elle ne dépend pas du mal de Pott. Son siège est à la réunion des régions dorsale et lombaire. Les muscles sacro-spinaux sont incapables de maintenir la rectitude du tronc, surtout dans la position assise, car le bassin bascule facilement en arrière et, pour que l'équilibre soit maintenu, il faut que le corps se fléchisse en avant, ce qui augmente la cyphose. La position horizontale, au contraire, rétablit plus ou moins la rectitude. Cette attitude du tronc peut laisser à sa suite une difformité incurable. Il importe donc de la bien soigner dès le début.

Les exercices de gymnastique, exécutés sous la surveillance du docteur, rendent de grands services. Les moyens mécaniques (corsets en cuir moulé) viennent ensuite aider l'action de la gymnastique, qui, seule, serait impuissante à vaincre les résistances des parties. De plus, les corsets sont précieux pour maintenir au même degré une difformité incurable ou acquise.

§ 2. — CYPHOSE JUVÉNILE

La cyphose juvénile n'est que l'exagération de la légère voussure dorsale qui s'établit dans la période d'accroissement du corps, c'est ce qu'on a appelé le *dos voûté*, le *dos rond*. L'aspect de tout le tronc se trouve changé par la cyphose juvénile. En arrière, tout le dos décrit, de haut en bas, une convexité assez régulière, plus marquée dans le haut, au voisinage du cou. Les épaules sont élevées, portées en avant à leur partie supérieure, saillantes et soulevées, vis à vis l'angle inférieur des omoplates. A la région antérieure, le cou est tendu obliquement en avant, le menton abaissé sur le sternum, les moignons des épaules sont saillants; ils tendent à se rapprocher, ce qui fait paraître la poitrine comme rentrée et plus étroite; le ventre est reporté en arrière ou en avant. On voit des enfants rejeter le tronc en arrière, tout en inclinant sa partie supérieure en avant, de manière à présenter à la fois la saillie abdominale de la lordose et la voussure de la cyphose. Cette conformation n'est pas seulement disgracieuse, elle est, de plus, peu favorable au jeu du cœur, des poumons et de l'estomac.

3. — CYPHOSE SÉNILE

La cyphose sénile se constate chez les malades qui, par état, se sont tenus penchés en avant, comme les laboureurs, les vignerons, etc., qui se voûtent de très bonne heure. Chez les femmes, l'usage du corset contribue certainement à conserver longtemps la rectitude du tronc.

On ne peut espérer, dans ces cas, aucune guérison à l'aide des appareils ortho-

CYPHOSE

CORSET EN CUIR MOULÉ AVEC ÉPAULIÈRES

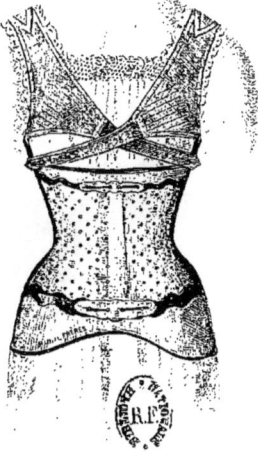

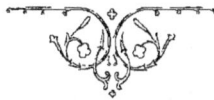

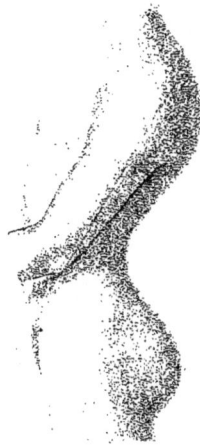

Fig 471

Fig. 137

pédiques, mais il est certain qu'un cyphotique, solidement maintenu dans un corset avec ceinture en cuir moulé, éprouvera, de ce chef, un grand soulagement, notamment dans ses fonctions respiratoires : car cet appareil lui évite toute compression de la cage thoracique.

§ 4. — TRAITEMENT DE LA CYPHOSE

Pour le traitement de la cyphose, on a recommandé, à juste titre, les exercices fondés sur les principes de la gymnastique suédoise. Cette méthode consiste à faire contracter volontairement certains muscles, pendant que la main du gymnaste, leur opposant une résistance graduée, substitue une action raisonnée à celle des antagonistes, dont le jeu a cessé d'être harmonique.

Il est, en outre, nécessaire d'appliquer les moyens mécaniques, soit pour aider l'action de la gymnastique qui, seule, serait impuissante à vaincre la résistance des parties, soit pour maintenir le résultat obtenu par les exercices antérieurs.

Dans les cas de cyphose dorsale, on remarque des contractures subites ou lentes occupant les muscles fléchisseurs de la tête et du tronc. Ces symptômes (fig. 157) s'observent souvent chez les jeunes filles qui ont pris l'habitude de rester courbées à leur travail. Dans d'autres cas, à la suite de douleurs rhumatismales, les enfants ont tendance à se pencher en avant. Ils observent surtout cette mauvaise tenue lorsqu'ils sont à table ou au piano. Le regard est dirigé en bas, et la tête finit par ne pouvoir se relever qu'à l'aide des plus grands efforts.

Lorsque l'enfant prend ses repas, le sternum arrive presque à toucher la table, il en est de même lors d'une leçon de piano.

Pour corriger d'une façon efficace cette mauvaise position, le siège doit être établi de telle sorte que l'on puisse l'élever ou l'abaisser, afin que la hauteur de la chaise soit proportionnée à la hauteur de la table. *L'enfant étant assis, l'avant-bras plié contre le bras, le coude doit correspondre à la hauteur de la table moins trois centimètres.* Toute la région dorsale est fixée sur un dossier légèrement convexe, afin d'effacer la cyphose.

La proportion entre la chaise et la table a déjà été étudiée d'une façon remarquable par Andry, dès 1743 :

« Les maîtres et maitresses à lire ou à écrire qui font lire ou écrire un enfant sur une table trop haute, et qui monte au-dessus des coudes de l'enfant (*car il faut qu'elle soit deux doigts plus basse*) l'exposent à avoir le col enfoncé dans les épaules. Cet inconvénient est difficile à éviter dans les écoles d'enfants, où il n'y a d'ordinaire qu'une même table pour tous, de quelque taille qu'ils soient; en sorte que cette table, qui se trouvera proportionnée pour quelques-uns, sera trop haute ou trop basse pour un grand nombre d'autres; ce qui ne peut porter qu'un notable préjudice à la taille de ces derniers; car ceux pour qui la table est trop haute sont obligés de lever les épaules plus qu'il ne faut, ce qui, à la longue, leur rend le col enfoncé, et ceux pour qui elle est trop basse sont obligés de se voûter, et d'avancer les épaules en arrière, ce qui leur fait courir le risque de devenir bossus, ou d'avoir au moins les épaules rondes. Ce que je dis des tables à écrire, je le dis des tables à manger. Il faut que la table sur laquelle on fait manger un enfant, ait la même proportion que celle sur quoi on le fait écrire; c'est une attention très nécessaire et dont la plupart des parents ne s'avisent point. »

4

Position couchée.

Toutes les précautions prises pendant la station assise et debout deviendraient insuffisantes, si elles n'étaient complétées par une position normale dans le décubitus dorsal.

Le lit applicable pour la position couchée (fig. 1850, p. 52) se compose d'une planche, sur laquelle sont disposées des lamelles élastiques, ayant une forme contraire à la cyphose. Ces lamelles sont recouvertes d'un matelas suffisamment épais pour que le malade ne soit pas gêné par les ressorts. Pendant le sommeil, la convexité des ressorts vient s'adapter sur la convexité de la colonne vertébrale et concourt ainsi à son redressement. Redard recommande le repos dans le décubitus horizontal, pendant quelques heures de la journée, sur ce lit spécial. Des courroies fixées à la partie supérieure passent sous les aisselles; les pieds sont maintenus à l'aide de guêtres fixées au lit.

Appareil applicable pendant la station debout.

Dans la station debout, le but de l'appareil (fig. 471) est : 1° de ramener les épaules et le haut du tronc en arrière;

2° De repousser la voussure dorsale en avant;

5° De soutenir, à l'aide de deux tuteurs latéraux, les parties supérieures du tronc.

Les épaulières embrassent les omoplates, les empêchent de former saillie, grâce à la traction des courroies qui se croisent à la partie dorsale pour venir se fixer sur les tuteurs latéraux. La ceinture étant exactement moulée sur le bassin et les tuteurs soutenant bien les aisselles, on épargne à la colonne vertébrale le poids des parties supérieures du tronc.

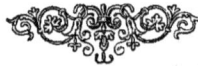

CHAPITRE III

DE LA LORDOSE

§ 1. — LORDOSE CERVICALE

La lordose cervicale est peu commune; on ne la rencontre guère que chez les enfants au maillot, dont la tête, volumineuse, ne pouvant être encore soutenue par les muscles, retombe en arrière quand elle n'a pas de support. Dans ces cas (chez les enfants du premier âge), le progrès des forces suffit pour apporter une amélioration très notable. Aucun appareil orthopédique ne peut être appliqué; on obtient cependant un bon résultat en employant le collier en caoutchouc gonflé d'air (fig. 174), qui donne à la tête un support artificiel.

§ 2. — LORDOSE LOMBAIRE

Dans le cas de lordose lombo-sacrée, la colonne lombaire décrit un arc plus prononcé que dans l'état normal; sa différence de hauteur en avant et en arrière devient plus marquée, les corps vertébraux sont écartés par l'allongement de la partie antérieure des ligaments intervertébraux et forment une courbe très étendue, très saillante du côté de l'abdomen. Les dernières vertèbres dorsales peuvent faire partie de la courbure. Il en résulte que le bassin tout entier change de direction; son inclinaison augmente, c'est-à-dire que le plan qui passe par sa circonférence approche davantage de la verticale : la ceinture pelvienne bascule sur les têtes des fémurs, de manière que sa partie postérieure s'élève, tandis que l'antérieure ou la région pubienne s'abaisse. Tout le corps présente un certain caractère de rectitude exagéré, comme le représente la figure 159. Le haut du tronc, la tête et les épaules sont portés en arrière, le ventre fortement convexe est très saillant; les fesses relevées, en forme de croupe, ont l'apparence d'une selle. Lorsque le sujet se place sur le dos, il existe un grand vide au niveau des lombes, la démarche est gênée; elle ressemble à celle des femmes arrivées à la fin de la grossesse.

Le traitement de la lordose doit remplir les mêmes indications que celui de la cyphose :

1º Éloigner complètement les causes;

2º Arrêter les progrès de la courbure;

3º La ramener au type normal.

Les procédés de gymnastique suédoise ont ici la même valeur que contre la cyphose. Mais il est indispensable que ces exercices soient exécutés sous la direction du docteur, car l'attitude du sujet doit être surveillée attentivement, afin d'être assuré que la région postérieure du tronc ne prend pas une forme défectueuse.

§ 3. — TRAITEMENT DE LA LORDOSE

DANS LE DÉCUBITUS HORIZONTAL

Le repos sur un plan horizontal, pour le cas de lordose, rend de véritables services, en soulageant les vertèbres lombaires du poids des parties supérieures et en faisant cesser les contractions musculaires nécessitées par les besoins de l'équilibre. On diminue ainsi notablement la courbure du rachis. Pour accentuer l'action du

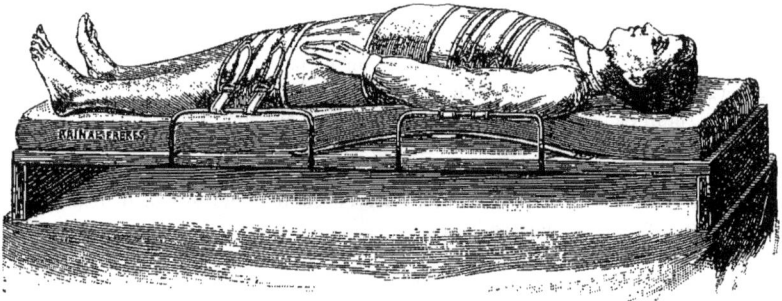

Fig. 1850. — Lit de repos.

décubitus, on emploie avec succès le *lit de repos* représenté figure 1850; il est disposé de la même façon que le lit employé pour la cyphose.

La partie correspondant à la région lombaire est concave au lieu d'être convexe. On élève la tête et surtout le bassin et les membres inférieurs. On fixe dans cette attitude le bassin, d'une part, à l'aide d'une ceinture. Un large coussin en peau, peu épais, est fixé sur l'abdomen et le bas du thorax, en même temps que la région des épaules et le bassin sont relevés et appliqués sur des plans résistants. La courbure lombaire est ainsi soumise à des efforts perpendiculaires opposés, qui tendent à la redresser.

La disposition de cet appareil ne permet certainement pas d'agir avec beaucoup de force, vu le peu de résistance de son point d'appui antérieur et les graves inconvénients qu'entraînerait une trop forte pression sur l'abdomen : mais il peut, néanmoins, servir à prévenir des mouvements contraires au but curatif proposé.

Appareils applicables dans la station debout.

La gymnastique, le décubitus, les attitudes plus ou moins prolongées sont souvent insuffisants, surtout lorsque la déformation du squelette est très marquée. Dans ces cas, il y aura tout avantage à joindre aux exercices l'emploi des corsets orthopédiques.

LORDOSE

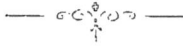

CORSET EN CUIR MOULÉ AVEC DEVANT ÉLASTIQUE

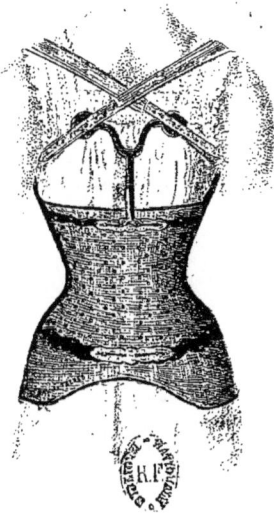

Fig 1815

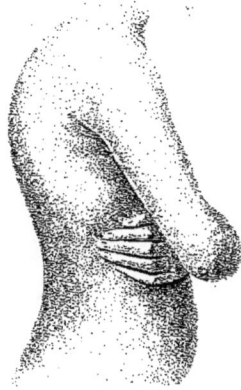

Fig 180

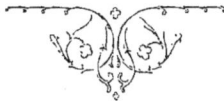

Le corset (fig. 1815) employé pour corriger la lordose a pour but de repousser en arrière la partie convexe du rachis et d'exercer, en sens inverse, une pression sur les extrémités de l'axe. Cet appareil se compose d'une ceinture en cuir, moulée exactement sur le bassin. Cette ceinture est munie de deux tuteurs latéraux, terminés par des crosses axillaires munies à leur partie antérieure de courroies qui contournent les épaules et viennent se fixer sur une plaque dorsale fortement rembourrée. Sur chaque tuteur, est fixée, en avant, au niveau de l'abdomen, une large bande élastique, qui se lace sur la partie antérieure. Cette pression, exercée sur l'abdomen et la partie thoracique, repousse, d'avant en arrière, la courbure produite, tandis que la pelote dorsale et la ceinture agissent en sens inverse sur l'extrémité de l'axe.

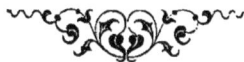

LIVRE DEUXIÈME

LE MAL VERTÉBRAL DE POTT

« Le mal de Pott est une expression
symptomatique comprenant les lésions
diverses de la colonne vertébrale
causées par les tubercules osseux. »

A. Després.

LIVRE II

DU MAL DE POTT

§ 1. — HISTORIQUE

Le mal vertébral (ostéite ou carie du rachis, tuberculose des vertèbres) a mérité le nom de *mal de Pott* par la description magistrale qu'en fit ce chirurgien, au cours de deux mémoires successifs parus au siècle dernier.

Né à Londres, en 1713, médecin de l'hôpital Saint-Barthélemy jusqu'à la fin de sa carrière (1787), Percival Pott a réellement fait sortir de la confusion diagnostique l'arthrite vertébrale, qu'il décrit en ces termes :

« La maladie dont j'entends parler est une affection de l'épine, qui en altère la figure naturelle et qui est souvent accompagnée de la perte totale ou particulière du pouvoir de se servir ou même de mouvoir les extrémités inférieures.

« La plupart de ceux que cette maladie attaque sont des enfants ou des jeunes gens, quoique les adultes n'en soient pas exempts. Quand elle attaque un enfant qui est assez avancé en âge, pour avoir bien marché, la manière lourde et imparfaite de se servir de ses jambes est la circonstance qui excite la première attention, et l'impuissance absolue où il est bientôt d'en faire aucun usage fixe cette attention et alarme les amis.

« Lorsque le malade marche vers la guérison, les premiers mouvements volontaires sont faibles et ne peuvent se répéter constamment; ils sont sujets à une grande variations.

« Les premières tentatives pour marcher sont faibles, irrégulières et chancelantes. Le malade a encore besoin de beaucoup d'aide, et ses pas, malgré les meilleurs supports, seront irréguliers et chancelants. . . . .

« Un adulte trouve du secours dans les béquilles ou en tenant des chaises, mais l'aide le plus sûr et le meilleur pour un enfant est ce qu'on nomme un chariot d'enfant, pourvu qu'il soit assez élevé pour monter sous les bras et fait de manière à envelopper tout le corps. Cette machine prévient tous les inconvénients du poids sur les jambes et met en même temps l'enfant en état de les mouvoir autant qu'il lui plaît. »

Niquet (1855) a tracé d'une manière précise les indications thérapeutiques du mal de Pott, notamment en ce qui concerne le repos et la position.

« L'excellence du repos et de la position horizontale n'a été contestée que par bien peu de personnes, dit Niquet.

« Les mouvements et le poids du corps hâtent la fonte des tubercules; ils brisent les vertèbres affaiblies par de vastes pertes de substance; ils usent, par le frottement, celles qui sont déjà dénudées, ils irritent la moelle et augmentent les douleurs et la paralysie; en enflammant les parties molles, situées au-devant du rachis, ils favorisent les abcès par congestion; ils peuvent briser des cicatrices osseuses déjà formées; si l'affection réside sur les deux premières vertèbres, ils produisent une compression subitement mortelle. Or, le repos et la position horizontale préviennent ou retardent la plupart de ces accidents. »

Voici maintenant, en ce qui concerne l'orthopédie pratique, le résumé le plus complet des *desiderata* et de la manière de les remplir dans le mal de Pott, et cela, d'après les travaux les plus récents.

L'invasion du mal de Pott se fait soit par les ligaments intervertébraux, soit par la surface de l'os, soit par l'intérieur de l'os. Quand la maladie fait des progrès, l'inclinaison augmente, la colonne peut décrire un angle droit et même aigu.

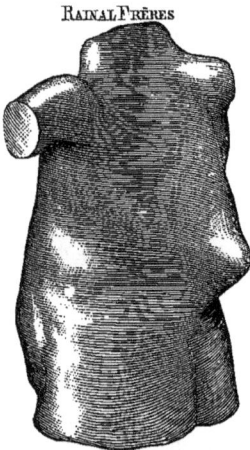

Fig. 156.

Chez quelques malades, l'affaissement rachidien est en même temps antérieur et latéral. La gibbosité est plus ou moins courte, suivant qu'un plus ou moins grand nombre de vertèbres sont détruites. Elle est ordinairement anguleuse; elle offre une partie centrale, formant une pointe qui apparaît dès le début de l'affection (fig. 156).

Bouvier, dans ses remarquables *Leçons sur les maladies de l'appareil locomoteur*, distingue trois cas dans le mal de Pott, au point de vue du traitement : Dans le premier cas, il n'existe ni paralysie, ni abcès.

Dans le deuxième cas, il y a seulement de la paralysie.

Dans le troisième cas, il existe des abcès visibles.

Il est absolument indiqué d'appliquer tous ses efforts à borner la lésion dans la mesure du possible; on prévient en même temps l'abcès et la paralysie.

On peut tenter l'emploi d'un corset destiné à aider la nature dans son travail de limitation et de réparation et améliorer l'état général. On agit ainsi dans l'unique but de placer les sujets ou de les maintenir dans les meilleures conditions possibles pour l'accomplissement du travail naturel de la guérison.

Pour le traitement rationnel du mal de Pott, il faut remplir les indications suivantes :

1° L'immobilisation;

2° Faire supporter, dans la station debout, le poids de la colonne vertébrale par un corset orthopédique.

§ 2. — IMMOBILISATION

Le repos est sûrement une méthode curative. Malheureusement, le repos absolu étiole les enfants et altère les fonctions. Cependant, le poids des parties supérieures du corps augmentant la courbure de l'épine, il est de la plus haute importance de combiner, dans une proportion convenable, l'exercice et le repos. Il faut assez d'exercice pour stimuler les fonctions nutritives et assez peu pour ne pas augmenter la courbure fatale.

Les moyens mécaniques appliqués dans la position horizontale peuvent solliciter des distensions fâcheuses et causer de graves accidents, lorsqu'on y a recours dans la première période du mal de Pott. Appliqués plus tard, ils rencontrent dans le cal commençant une résistance, qu'il est dangereux ou inutile de vouloir surmonter.

Bouvier recommande, au contraire, le corset muni de tuteurs dans la station verticale et dans la marche. Vers la même époque que Pott, un chirurgien français, François David[1], insistait sur l'importance du repos au lit dans le traitement de la carie vertébrale. Ce repos prolongé permet la réparation des lésions et évite la production d'une difformité trop considérable.

§ 3. — REDRESSEMENT FORCÉ

Contre la gibbosité, on a voulu essayer le redressement et on a eu à déplorer de

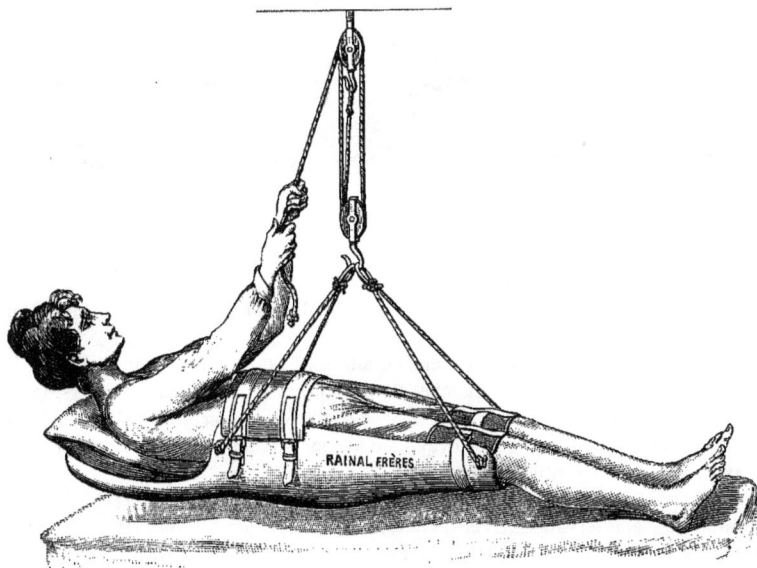

Fig. 1845.

nombreux accidents. La plupart des chirurgiens se gardent bien de remédier à ces déformations. On sait, en effet, aujourd'hui, qu'on a affaire à des os ramollis, tuber-

1. François David. *Sur les effets du mouvement et du repos en chirurgie.* Rouen, 1779.

culeux ou caséeux, auxquels la prudence la plus élémentaire ordonne de ne pas toucher.

De tous les moyens mis à la disposition de la chirurgie moderne pour favoriser la résorption des abcès par congestion, il n'est pas douteux que le plus puissant soit l'immobilité. C'est à tort qu'on a pu croire que l'immobilisation, en compromettant la santé générale, était peu favorable à la guérison. Bien au contraire, si la région malade de la colonne vertébrale est soigneusement immobilisée au moyen de la gouttière Bonnet, les douleurs sont supprimées, les lésions osseuses tendent à la réparation et par là même la résorption de l'abcès est favorisée. S'il s'agit d'un enfant, on

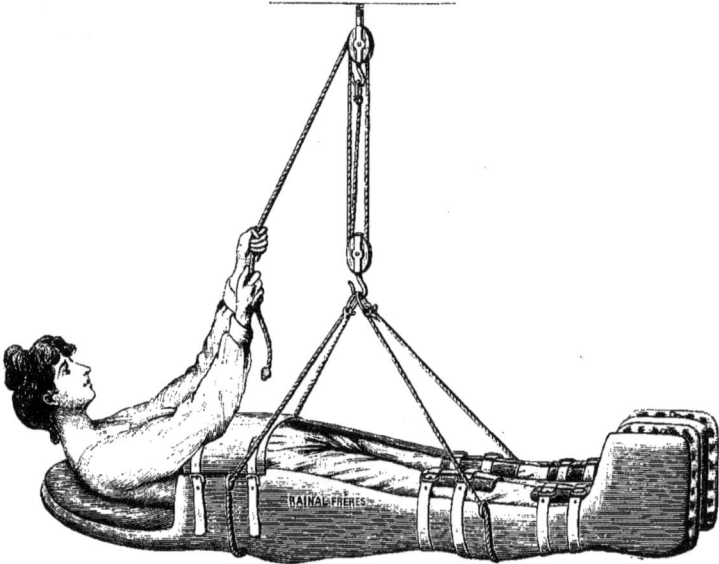

Fig. 1842.

peut aisément en le transportant tous les jours à l'aide d'une petite voiture, compenser, par l'exposition à l'air, ce que l'immobilisation absolue a de peu favorable à la santé générale.

On a conseillé de coucher les malades sur un lit dur. Rien n'empêche alors le tronc de s'incliner à droite et à gauche. Rien ne prévient la flexion ou la torsion de la colonne vertébrale, lorsque le malade a besoin de se soulever pour satisfaire à ses besoins ou pour que l'on change les draps sur lesquels il repose. Le tronc également n'est pas soutenu sur les côtés latéraux.

Seule, la gouttière de Bonnet (fig. 1845) peut assurer l'immobilité des articulations de la colonne vertébrale, sans exercer de compression sur l'abdomen ni sur la poitrine. Cette gouttière embrasse tout le tronc, depuis la partie inférieure du bassin jusqu'à la partie moyenne du cou et ne laisse libre que la face antérieure. Quoique arrondie en arrière, elle ne peut tourner en aucun sens. Le modèle 1845 est applicable dans les cas de mal de Pott siégeant à la région dorsale ou à la région cervicale. La gouttière employée la nuit complète efficacement le traitement par les corsets à tuteurs latéraux pendant la station debout.

Dans les cas de mal de Pott intéressant les vertèbres lombaires ou les dernières dorsales, la gouttière complète de Bonnet (fig. 1842) remplit mieux les indications, en ce sens que toutes les articulations du bassin se trouvent immobilisées. L'avantage qui résulte d'une immobilisation, au point de vue de la suppression des douleurs et de la curabilité des lésions, est tellement considérable, d'après Kirmisson[1], qu'il doit l'emporter sur toute autre considération.

Les malades seront maintenus au lit, tant que l'affection sera douloureuse, tant qu'il y aura des douleurs en ceinture, principalement. L'existence des abcès par

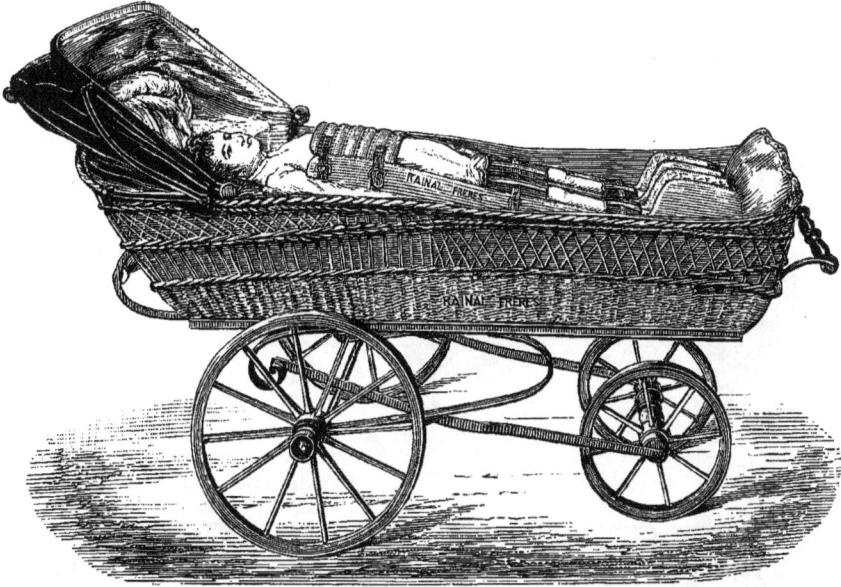

Fig. 1225

congestion impose la même nécessité. C'est seulement lorsque toute douleur aura disparu qu'on pourra songer à permettre au malade de se lever.

La gouttière de Bonnet (fig. 1842) peut s'installer dans la voiture (fig. 1225). Le malade s'y trouve comme dans son lit : convenablement suspendue, la voiture permet la promenade au grand air. L'enfant est naturellement garni de couvertures, selon la rigueur de la température.

Le docteur Redard[2] conseille de placer l'enfant sur une planche bien capitonnée et maintenue au niveau du thorax au moyen d'une ceinture exactement fixée, afin d'obtenir l'immobilisation et l'extension de la colonne vertébrale. Le sujet étant placé sur un plan résistant, l'extension est pratiquée au niveau de la tête par le moyen de la mentonnière de Glisson (fig. 1839) reliée à un arc métallique rigide, pouvant être placé plus ou moins haut. La contre-extension est faite par le poids du corps, que l'on place plus ou moins obliquement, en élevant l'extrémité de la planche qui correspond à la tête. Dans quelques cas, on exerce une traction des membres inférieurs

---

1. KIRMISSON. Maladies inflammatoires du rachis (*Traité de chirurgie*, Duplay et Reclus).
2. REDARD. *Traité pratique de chirurgie*. Paris.

avec l'anse de diachylon et des poids. Cet appareil peut aussi servir pour pratiquer l'extension des membres inférieurs. Dans ce cas, le thorax est immobilisé avec une ceinture ouatée. La disposition indiquée dans la figure ci-dessous permet d'exercer, au moyen de poids de 3 à 6 kilogrammes, une traction énergique sur la tête et convient particulièrement dans les lésions de la région cervicale du rachis.

§ 4. — APPAREIL DU PROFESSEUR LANNELONGUE

Le professeur Lannelongue préconise la contre-extension par le poids du corps. L'appareil (fig. 1859) est destiné à l'extension des membres dans la coxalgie, mais il peut aussi être employé pour l'extension du rachis dans la portion lombaire. Cet appareil se compose d'une ceinture thoracique et d'un bandage de corps superposés.

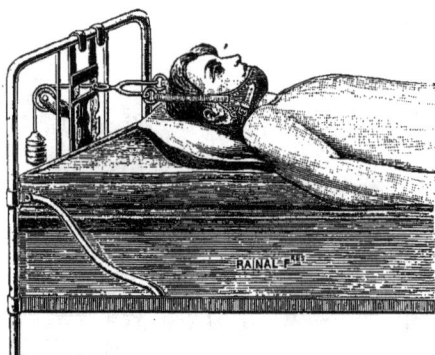

Fig. 1858. — Extension du Dr Redard.

A la ceinture, s'attachent, en arrière, deux lacs assez longs pour être fixés aux barreaux de la tête du lit. Le bandage de corps présente à une certaine distance du milieu une boutonnière suffisamment grande pour permettre d'y faire passer l'extrémité du bandage, dont les extrémités sont attachées sur les parties latérales du lit, à l'aide de courroies. Quatre lacs sont attachés en arrière sur deux lignes verticales : deux au bord supérieur, deux au bord inférieur se fixent, les premiers à la tête du

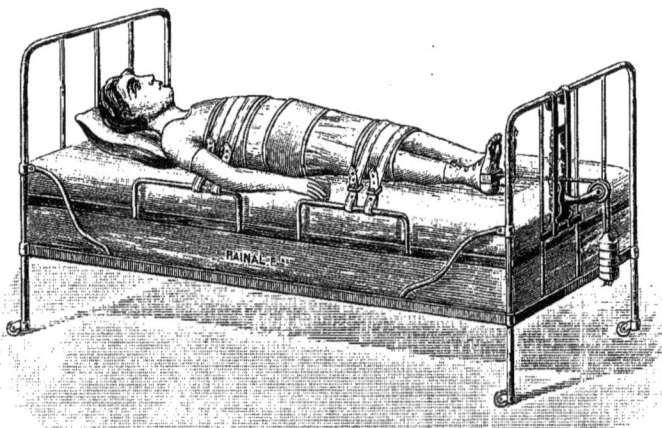

Fig. 1859. — Planche du professeur Lannelongue.

lit, les seconds aux barreaux du pied du lit. Les deux ceintures sont donc tenues par six lacs : deux appartenant à la première ceinture, quatre appartenant à la

MAL DE POTT DORSAL

CORSET EN CUIR MOULÉ AVEC DEVANT ÉLASTIQUE

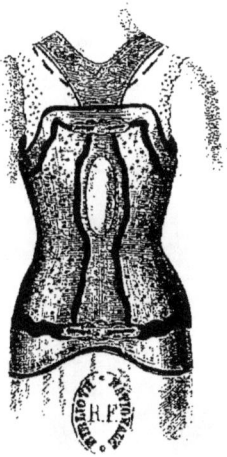

Fig. 1818

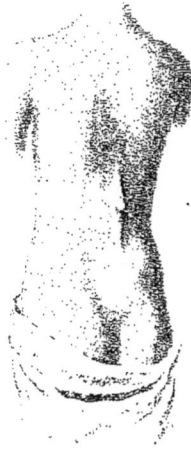

Fig. 1819

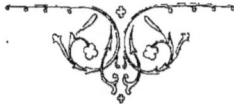

seconde, c'est-à-dire au bandage de corps. Enfin, les deux membres inférieurs sont tenus rapprochés l'un de l'autre par un troisième bandage de toile, moins large, On obtient ainsi une fixation très exacte du tronc. L'extension des membres inférieurs se pratique au moyen de guêtres garnies d'ouate et de poids, terminées par une corde passant sur deux poulies fixées sur une planchette disposée au pied du lit. Pour éviter le renversement du pied en dehors, nous avons adapté des ailettes à l'extrémité de l'appareil.

§ 5. — APPAREILS

APPLICABLES PENDANT LA STATION DEBOUT

L'immobilisation devient impossible dans la station debout ; on ne peut que diminuer le poids des parties supérieures du tronc et épargner partiellement la pression au niveau des vertèbres malades. On a vainement essayé les appareils plâtrés dans le but d'obtenir une immobilisation pendant la marche. Ces appareils n'offrant aucun point d'appui ne rendent aucun service dans le cas de mal de Pott.

« Les appareils applicables dans la station debout, dit M. le professeur Lannelongue, doivent être appliqués de telle sorte qu'ils recueillent la charge du poids des parties placées au-dessus de la déviation, et la transmettent à la colonne vertébrale située au-dessous, et, à son défaut, au bassin qui la communiquera aux membres inférieurs. »

Le corset en cuir moulé prenant un solide point d'appui sur les crêtes iliaques et sous les aisselles, peut seul remplir les conditions. On a bien objecté l'inconvénient des béquillons exerçant une trop forte pression sous l'aisselle et comprimant le plexus brachial.

Lorsque les tuteurs sont bien proportionnés à la hauteur du tronc, cet inconvénient est facilement évité.

De Saint-Germain combat vigoureusement l'emploi du corset plâtré. Rien ne peut, dit-il avec raison, remplacer l'immobilité dans la gouttière Bonnet. Dans le mal de Pott, il réserve l'application de l'appareil plâtré lorsqu'on veut donner plus de liberté au malade et que l'on n'ose encore le confier à un corset. Encore recommande-t-il beaucoup de précautions, « car, au bout de quelque jours, l'appareil plâtré, devenu trop lâche, agit sur la peau à la façon d'une râpe à sucre, et peut amener des érosions ». En résumé, l'application du corset plâtré dans la position verticale doit être absolument proscrite, dans le traitement du mal de Pott à l'état aigu.

Corset plâtré de Sayre.

L'appareil (fig. 460) se compose d'une double fronde embrassant le cou et la nuque et venant s'attacher sur une traverse horizontale sur laquelle est fixée la poulie destinée à faire l'extension.

Les trois branches du trépied se divisent dans le milieu de leur longueur pour permettre un transport plus facile. Une plaque de fonte, fixée à leur partie supérieure, maintient l'écartement. Avant de procéder à l'application de l'appareil, il est indispensable d'entourer la gibbosité avec un feutre (*corn plaster*), en ayant soin de pratiquer une ouverture pour laisser la gibbosité à découvert. On applique ensuite un tricot et une couche d'ouate, destinés à protéger la peau contre les rugosités du plâtre. Ce n'est que lorsque toutes les indications préliminaires ont été remplies que l'on procède à la suspension. (Voir la thèse du Dr Barthez.)

Pour confectionner cet appareil, on se sert de bandes plâtrées, on les place dans un bassin contenant suffisamment d'eau pour les recouvrir complètement. Pendant quelque temps, on voit se produire un dégagement de bulles d'air, et quand il a cessé, les bandes sont prêtes à être employées.

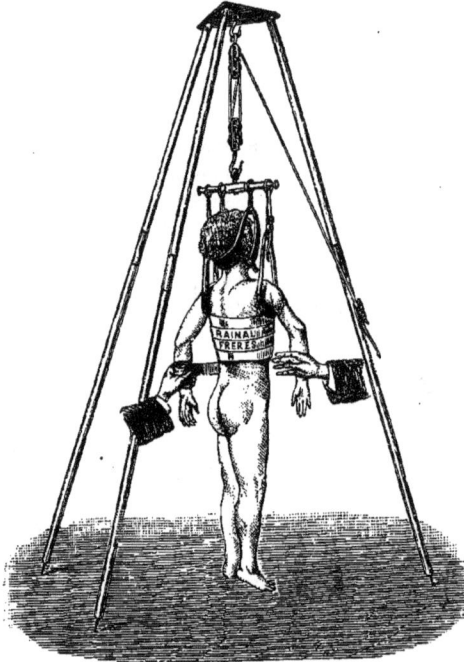

Fig. 460.

Après avoir soigneusement ajusté le collier et les bracelets axillaires, on soulève doucement le malade jusqu'à ce que ses pieds se balancent au ras du sol ; on le maintient dans cette position et on applique le bandage plâtré. La bande étant retirée de l'eau et soigneusement exprimée, on l'applique à la partie la plus étroite du tronc ; on conduit les circulaires en descendant jusqu'au dessous de la crête iliaque, puis en remontant en spirale jusque sous les aisselles, de manière à envelopper le tronc en totalité. Les doloires ne doivent être qu'*appliquées* contre le corps et nullement serrées.

On déroule la bande d'une main, trandis que de l'autre on la moule exactement sur la surface du tronc. Après avoir enveloppé le corps avec un ou deux tours de bandes, on place des petites attelles métalliques de chaque côté de la colonne vertébrale, après quoi on les recouvre avec de nouveaux tours de bandes. Au bout de très peu de temps, le plâtre est devenu assez sec et assez solide pour qu'on puisse détacher le malade. On le couche sur le ventre ou sur le dos sur un matelas. Une fois la cuirasse sèche et dure le malade peut se lever et marcher. On peut reprocher à cette méthode de n'offrir aucun point d'appui ni sur le bassin, ni sur les aisselles. Son poids énorme gêne les malades, et on ne s'explique pas ce que vient faire la compression sur le thorax. Pour que les malades puissent supporter cet appareil, il faut tellement retirer de parties gênantes qu'il finit par ne plus offrir de sécurité. Il doit, en outre, être gardé la nuit dans le décubitus horizontal, cette masse de plâtre comprime les organes de la respiration et les organes de la digestion. Le corset, quel qu'il soit, n'agit que dans la position verticale.

Corsets en coutil pour les enfants du premier âge.

Le mal de Pott se produisant chez de tous jeunes enfants de faible complexion, il ne faut pas ici songer à employer les appareils durs et rigides ; cependant il est nécessaire de maintenir la partie supérieure du tronc dans la marche et la station assise, afin d'éviter un affaissement qui se produirait inévitablement.

Le corset applicable dans ce cas n'a d'autre but que de servir de *soutien*. Ce n'est pas un appareil de redressement, mais il peut empêcher la déviation de prendre

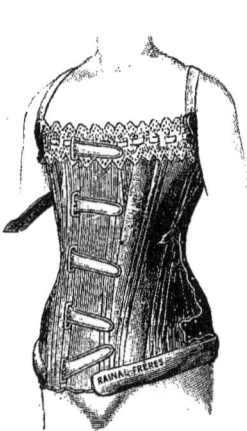 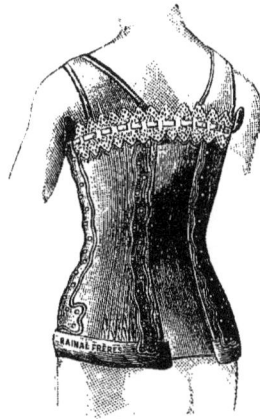

Fig. 1855.   ¡Fig. 1851.

un plus grand développement, en attendant que l'âge de l'enfant permette d'appliquer un appareil plus efficace.

Pour le cas de mal de Pott dans la première enfance, on applique le modèle (fig. 1855-1851). Ce corset est en coutil légèrement baleiné dans la partie dorsale; sur les côtés sont disposés deux tuteurs latéraux en acier très flexible. Ces tuteurs se terminent par deux crosses axillaires, qu'il est facile d'élever lorsque l'enfant grandit. Lorsqu'il existe une saillie anguleuse sur l'un des points de l'épine dorsale, on place de chaque côté, en dehors des apophyses, deux lamelles d'acier qui ont pour effet de donner plus de consistance au corset. La partie antérieure du corset au lieu d'être en coutil, comme la partie dorsale, est formée par un tissu élastique laissant toute liberté aux mouvements respiratoires. Ce corset est fort léger et ne gêne en rien le développement thoraco-abdominal.

Moulage pour le corset en cuir.

Lorsque le malade a été immobilisé dans la gouttière de Bonnet jusqu'à ce que le contact des surfaces articulaires l'une contre l'autre ne cause plus de souffrances, on peut lui permettre de se lever s'il est soutenu par un corset, épargnant toute compression sur les vertèbres malades. Pour obtenir ce résultat, après avoir essayé les corsets en coutil et les corsets plâtrés, on a reconnu que le corset en cuir moulé

pouvait seul remplir les conditions voulues ; c'est-à-dire prendre un solide point
d'appui sur la ceinture du bassin et supporter ainsi les parties supérieures du tronc.

Dans la confection de cet appareil, le moulage du tronc joue un rôle très
important. Si cette opération est faite avec soin, la sustentation sera certaine. Nous
attachons donc une grande importance à l'exécution du moulage qui se pratique de
la manière suivante :

Le malade est installé sur une table à crémaillère (fig. 1860), dont les plateaux
sont destinés à recevoir le poids du plâtre. L'enfant est *soutenu* et *non suspendu* par

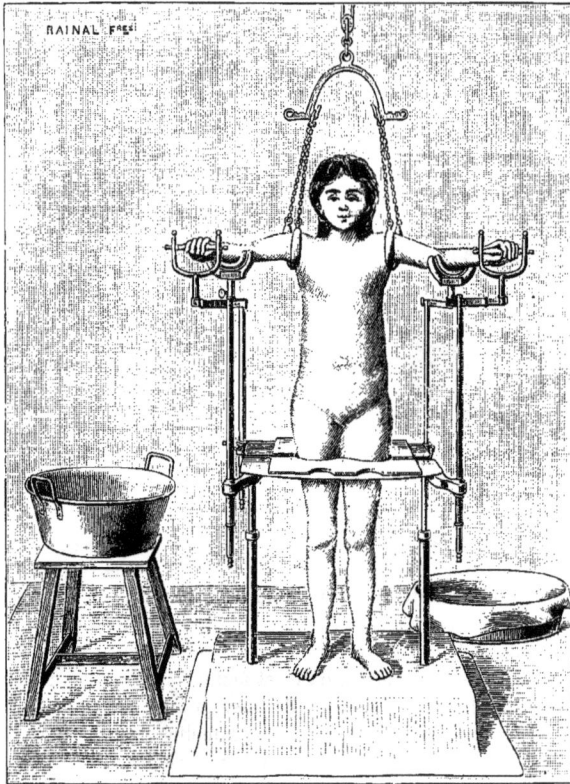

Fig. 1860.

l'appareil de Sayre. Des branches articulées et à coulisse permettent au malade
de reposer les bras afin d'éviter toute fatigue. Un fil destiné à couper le moule en
deux parties, avant la solidification du plâtre, est fixé autour du cou du malade et
disposé sur les parties latérales du tronc et du bassin. Les parties génitales sont
garnies d'une feuille mince de gutta-percha. Le plâtre, convenablement gâché, est
rapidement appliqué sur le corps, de bas en haut, en couches suffisamment
épaisses. Lorsqu'il commence à prendre, on pratique la section avec le fil, afin d'obtenir deux valves, l'une antérieure, l'autre postérieure : on enlève ensuite ces deux
valves. Ces sortes de coquilles sont ensuite rapprochées, et on coule le plâtre dans
leur intérieur pour obtenir le moulage qui servira à la confection de l'appareil.

N.-B. Il est indispensable que la salle des moulages soit portée à une température d'au moins 20°. Afin d'éviter tout changement brusque de température, l'enfant est lavé à l'eau tiède, puis vigoureusement frictionné à l'eau de Cologne.

§ 6. — MAL DE POTT CERVICAL

Gosselin indique trois phases principales de la maladie : 1° la période inflammatoire ; 2° le ramollissement de la gibbosité ; 3° la consolidation. Le professeur Duplay préconise le repos à la première période et laisse les malades marcher dans les deux autres, à l'aide d'un corset en cuir moulé (fig. 1849), permettant un exercice modéré et procurant un bon soutien, comme si la position était horizontale. Cet appareil a le grand avantage de prendre son point d'appui en se moulant exactement sur la surface du tronc. Les tuteurs latéraux supportent les parties supérieures, et évitent toute compression sur les vertèbres malades. Dans le mal de Pott cervical, les manipulations sont absolument contre-indiquées. Lorsqu'il existe une flexion de la tête sur le sternum, avec complication de scoliose et que la tête a des tendances à fléchir en avant, on ajoute une pièce métallique partant de la 7° cervicale, contournant le cou et venant se terminer sous le menton, pour soutenir le poids de la tête.

Lorsque le mal de Pott n'est pas compliqué de scoliose, l'appareil (fig. 476) remplit parfaitement le but, en épargnant le poids de la tête sur l'atlas et l'axis. Dans ce cas, le prolongement rachidien de l'encéphale n'offre aucune altération appréciable.

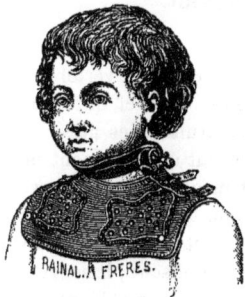

Fig. 1849.

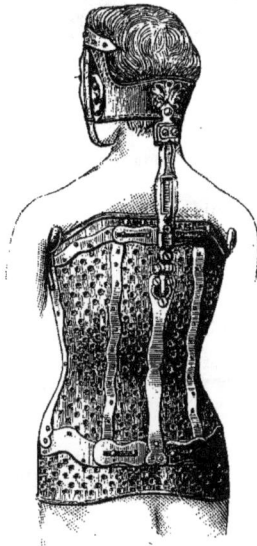

RAINAL. FRERES.

Fig. 476.

Les apophyses épineuses des deuxième, troisième et quatrième vertèbres cervicales, redressées et saillantes, soulèvent les muscles et la peau qui les recouvrent, de manière à former une tumeur considérable. La moitié inférieure du corps de l'axis est détruite par la carie ; tout le corps de la troisième vertèbre est, pour ainsi dire, rongé, de sorte qu'il reste seulement, en arrière, un arc osseux qui sépare la moelle épinière d'un ligament vertébral antérieur. Cette même vertèbre se trouve confondue avec la quatrième, c'est-à-dire qu'au lieu d'être contiguës, elles sont réellement *continues* et ne forment qu'une seule pièce osseuse. L'appareil (fig. 476) se compose d'un collier en cuir moulé divisé en deux parties. La partie supérieure est articulée au niveau des apophyses mastoïdiennes au moyen d'une vis de rappel permettant de ramener progressivement la tête dans sa position normale.

Collier en caoutchouc.

L'appareil en cuir moulé ne pouvant être supporté pendant la nuit, on emploie le collier en caoutchouc (fig. 174). Cet appareil est composé de trois coussins superposés et gonflés d'air ; il prend son point d'appui sous le menton. Il a pour but de faire basculer la tête d'avant en arrière, et de s'opposer à son inclinaison latérale. Il est fixé à la partie postérieure par un lacet. Cet appareil est également applicable chez les enfants du premier âge au début des positions vicieuses de la tête et, dans l'arthrite cervicale au 1er degré, alors que les colliers en cuir ne pourraient être supportés. Cet appareil est recouvert de soie simulant une cravate : il se gonfle à l'aide d'un insufflateur. Il faut avoir soin de ne pas trop détendre les coussins.

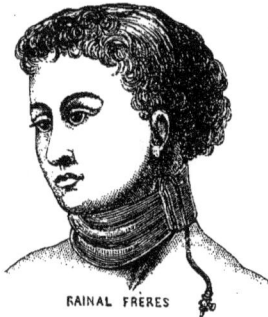

RAINAL FRÈRES

Fig. 174.

Quoique n'étant pas d'une grande efficacité, ce collier rend des services comme appareil de nuit. En effet, le résultat obtenu pendant le jour avec l'appareil en cuir moulé deviendrait presque nul, si la tête n'était pas maintenue dans le décubitus horizontal nocturne. Il faut donc s'efforcer de conserver, par son secours, les bons résultats acquis.

§ 7. — MAL DE POTT DORSAL

Appareils applicables pendant la station debout.

Première période. — La gibbosité dorsale entraîne, dans la colonne vertébrale même, des changements de forme indispensables à l'équilibre du corps et qui atteignent l'ensemble du thorax. En effet, au niveau des vertèbres détruites, les articulations costo-vertébrales n'existent plus : il en résulte nécessairement un tassement de ces arcs osseux avec ankylose. Le thorax est comprimé latéralement ; le sternum est porté en avant, la respiration diaphragmatique supplée à celle du thorax, à peu près anéantie. L'évolution du mal de Pott dorsal est d'abord variable et irrégulière dans sa marche. On peut admettre deux types différents. L'un est lent et obscur ; le second, plus rapide et plus facile à reconnaître. Dans la forme lente et sourde, au début, les malades n'éprouvent que des douleurs profondes. Chez les enfants, on n'observe guère qu'un sentiment de faiblesse qui les oblige à se reposer. Leurs extrémités inférieures se refroidissent facilement. Si l'on joint à cela quelques dérangements gastriques, le manque d'appétit, dans d'autres cas, quelques mouvements fébriles, on possède à peu près tous les éléments symptomatiques de la maladie. On voit combien elle est sournoise et insidieuse parfois.

Deuxième période. — Dans la deuxième période, à la douleur du rachis s'ajoutent les douleurs névralgiques accompagnées de crampes, de contractions musculaires, de fourmillement dans les extrémités. Ces symptômes locaux sont accompagnés rapidement de fièvre, d'insomnie, de délire et d'altération notable de la santé générale.

Le professeur Duplay laisse marcher les malades dans la 2ᵐᵉ et la 3ᵐᵉ période à l'aide d'un corset avec ceinture en cuir moulé, qui permet un exercice modéré. Dans l'article *Rachis* du *Dictionnaire des sciences médicales*, Bouvier et Pierre Bouland répondent à cette question : Peut-on lutter contre le développement des gibbosités? — « Il est évident, disent-ils, que l'on doit opposer des moyens mécaniques à leur développement. Sans doute, il y aurait intérêt à ne pas agir contre leur production, dans les cas de grande destruction du rachis, puisque la destruction n'a lieu qu'à ce prix : malheureusement il est impossible de diagnostiquer les faibles et les graves désordres. Nous pensons donc qu'en présence de cette grave difficulté, il vaut mieux agir dans tous les cas. »

Redressement forcé.

Est-il prudent de remédier à ces difformités lorsqu'elles sont établies ?

Cette question n'est pas neuve ; on la trouve déjà dans les œuvres d'Hippocrate (*Traité des luxations*) :

« Il m'est arrivé, dit le père de la médecine, que le malade étant couché sur le dos et pendant qu'on pratiquait l'extension, de mettre sous la gibbosité une outre non gonflée, et d'insuffler, à l'aide d'un tuyau de forge, l'air dans cette outre sous-jacente ; mais cet essai ne nous a pas réussi. Quand l'extension était vigoureuse, l'outre était affaissée et l'air ne pouvait y être introduit. En somme l'essai de compression sur la gibbosité a échoué. »

Depuis cette époque jusqu'à nos jours, jamais le redressement des courbures résultant du mal de Pott n'est rentré dans la pratique générale, il a rencontré seulement quelques partisans, et, disons-le franchement, peu de succès véritables.

Les seuls modes de traitement pratique consistent dans l'immobilisation et dans la sustentation pendant la station debout.

Dans le cas de mal de Pott représenté (fig. 1819), le seul appareil applicable pour assurer une contention sérieuse se compose d'un corset avec ceinture en cuir moulé (fig. 1818), enveloppant le bassin et remontant en arrière jusqu'au niveau des aisselles. Il est cambré très exactement sur un moulage en plâtre. Lorsque le mal de Pott existe à la période inflammatoire, la partie correspondant à la gibbosité est remplacée par un tissu élastique, afin d'éviter une trop forte pression sur les vertèbres malades. Toute la partie de cuir est garnie de peau douce à l'intérieur et renforcée de bandelettes d'acier à l'extérieur. En outre, le cuir est percé d'une multitude de trous, afin d'alléger l'appareil et d'y éviter la concentration de la chaleur. Deux tuteurs latéraux sont contenus dans une boîte à coulisse et terminés par des béquillons destinés à soutenir les aisselles. Deux courroies, mollement rembourrées, fixées à l'une des extrémités des béquillons, doivent, après avoir passé sur les épaules, se croiser à la partie dorsale et se fixer ensuite sur les boutons placés de chaque côté de la ceinture. Ces courroies ont pour but de rejeter les épaules en arrière et de soutenir l'appareil. Lorsqu'il n'existe aucune déformation du sternum, nous terminons le corset à sa partie antérieure par un devant de coutil pour les jeunes filles, ou par une bande élastique lacée pour les garçons.

§ 8. — MAL DE POTT LOMBAIRE

Bouvier, dans ses *Leçons cliniques*, cite le cas d'un enfant qu'il considère comme complètement guéri. Il marchait primitivement en appuyant ses mains sur ses genoux. Les douleurs qu'il éprouvait, d'abord, ont disparu : jamais il n'est survenu ni abcès, ni paralysie. Le malade quoique guéri, conserve toujours une gibbosité considérable, qui serait sans doute moindre si l'art était intervenu. Est-ce à dire, en effet, qu'il ne faille rien faire chez les malades atteints de mal de Pott lombaire de cette première catégorie? Non, assurément. On peut tenter avec fruit l'emploi de divers moyens, pour aider la nature dans son travail de limitation et de réparation, pour empêcher une fâcheuse difformité et améliorer enfin l'état général. En un mot, on agit dans l'unique but de placer les sujets ou de les maintenir dans les meilleures conditions possibles pour l'accomplissement du travail naturel de la guérison.

Cette période, représentée figure 1817, commence au moment où la courbure dorsale, devenant proéminente, entraîne le corps à droite et fait pencher sa partie inférieure dans ce sens. C'est alors qu'apparaît la gibbosité, véritable saillie anguleuse.

La déviation est surtout remarquable dans les première, deuxième et troisième vertèbres lombaires, qui se succèdent dans une direction horizontale.

Dans le cas de mal de Pott lombaire, les crêtes iliaques, peu apparentes, ne permettent pas de prendre un point d'appui solide. Alors, nous remplaçons la simple ceinture en acier par une ceinture en cuir moulé, entourant le bassin tout entier, (fig. 1816) sur une large surface. Les tuteurs latéraux prennent leur point d'appui au niveau des trochanters.

Dans les cas de mal de Pott à la période inflammatoire, la partie dorsale en cuir moulé est remplacée par une pièce de tissu élastique.

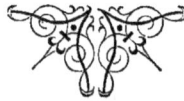

MAL DE POTT LOMBAIRE

CORSET EN CUIR MOULÉ AVEC DEVANT ÉLASTIQUE

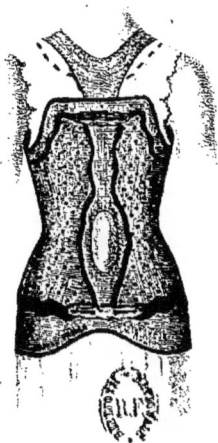

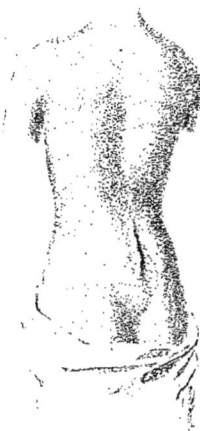

Fig. 1816.   Fig. 1817.

LIVRE TROISIÈME

— ◇ —

LA LUXATION CONGÉNITALE DU FÉMUR

« Les luxations se produisant à la
naissance s'accompagnent, en général,
d'une atrophie du membre et des surfaces articulaires. »

NÉLATON.

LIVRE III

DE LA LUXATION CONGÉNITALE DU FÉMUR

§ 1. — HISTORIQUE

Les luxations congénitales ou intra-utérines passent souvent inaperçues à la naissance. C'est la défectuosité motrice qui les révèle au moment de la marche.

Connues, depuis Hippocrate, sous le nom de « cuisses luxées de naissance » elles ont été étudiées par les principaux chirurgiens : J.-L. Petit, Morgagni, Heister, Paletta, Chaussier, Dupuytren, Smith, Jules Guérin, Sédillot, etc., etc. Après avoir rapporté le passage hippocratique relatif à la question, nous reproduirons, en quelques citations choisies, les opinions des deux spécialistes orthopédistes les plus appréciés, dans l'École de Paris, à notre époque contemporaine.

Le passage d'Hippocrate a été signalé, pour la première fois, par le chirurgien Milanais Paletta, qui le fait suivre de quelques réflexions de son cru (1851) :

Hippocrate[1] parle de la luxation du fémur qui arrive au fœtus dans le sein maternel. « Ceux en qui la luxation arrive dans le sein de la mère en sont plus gravement affectés. Ceux qui ont été luxés dans l'enfance, s'ils vivent avec des personnes qui s'attachent à donner une bonne éducation aux enfants, ceux-là mettent la cuisse saine en usage; mais ils tiennent une béquille qu'ils placent sous l'aisselle du côté sain. Certains sont obligés d'en porter une de chaque côté, tenant habituellement en l'air la jambe affectée, qu'ils portent ainsi d'autant plus facilement qu'elle est plus courte et moins nourrie. Mais quand la tête du fémur est luxée, soit de naissance, soit dans l'enfance, les jambes prennent moins de nourriture qu'en prend l'avant-bras, parce qu'ils ne peuvent se servir des jambes. » Lorsque (ajoute Paletta) la luxation s'est faite dans le ventre de la mère et qu'elle n'a pas été réduite, même lorsqu'elle est le produit de quelque maladie, soit qu'il se soit fait une carie à la tête, soit que sans carie l'os ait été mis à découvert, le fémur est plus court. Ils ne marchent qu'autant que dans l'enfance les parents ont soin d'habituer les enfants à se tenir bien, car, si l'on est négligé à cet égard durant les premières années, on perd l'usage de la jambe, elle s'atrophie en entier, moins cependant que lorsque la luxation s'est faite en dedans, à cause qu'on l'exerce toujours un peu et qu'on en fait quelque usage. Généralement, ceux qui sont affectés de la luxation congénitale du fémur marchent le plus souvent sur les quatre membres et se rapprochent le plus, par cela même, des animaux quadrupèdes.

1. HIPPOCRATE. Sect. VI. art. 26, 27, 28, 29.

§ 2. — OPINION DU DOCTEUR DE SAINT-GERMAIN

« Les luxations doubles de la cuisse jouissent du singulier privilège de provoquer une oscillation moins marquée que dans la luxation d'un seul côté. Le boiteux qui marche sur la pointe de ses pieds, comme en dansant, porte rapidement le second membre inférieur en avant, avant que le plongeon commencé sur le premier soit terminé; il commence ainsi un second plongeon en sens inverse, qui amoindrit le premier, et la marche est soumise à un roulis d'une amplitude quelquefois assez modérée. Cette particularité ainsi expliquée nous met sur la voie d'une autre explication bien simple. Pourquoi nos boiteux des deux hanches boitent-ils moins quand ils courent que quand ils marchent? C'est qu'ils ne laissent pas un pied à la même place assez de temps pour accentuer leur oscillation. Notons que, quand la luxation congénitale porte sur les deux hanches, elle est rarement aussi marquée d'un côté que de l'autre.

Quand la luxation est double, il est parfois difficile de constater le raccourcissement. On pourrait, à la rigueur, comparer la longueur du membre inférieur, chez le sujet, avec celui d'un enfant de la même taille. Bouvier fait remarquer que le rapport de la longueur de la jambe avec celle de la cuisse est toujours altéré dans ce cas. Ainsi, dans l'état sain, ordinairement, la cuisse à 1 centimètre de plus, en longueur, que la jambe.

Au contraire, il peut y avoir une différence allant jusqu'à 10 centimètres (mais rarement aussi importante) en faveur de la jambe, dans les luxations congénitales de la hanche.

L'examen comparatif des saillies du membre inférieur conduit à constater le déplacement du grand trochanter qui est porté plus en haut et en arrière, celui de l'épine ou des épines iliaques, qui sont plus rapprochées de la ligne médiane du corps.

Le bassin est incliné en avant : d'où résulte une lordose lombaire, compliquée d'une déviation latérale vers le côté luxé, déviation qui s'atténue ou s'efface, quand le malade soulève son talon du côté luxé, ou fléchit le jarret du côté sain.

Que peut-on attendre d'un traitement bien conduit de cette affection? Comment instituer ce traitement? Au premier abord, rien ne paraît plus simple. Puisqu'il s'agit d'une luxation, il faut la réduire, c'est-à-dire pratiquer l'extension, la contre-extension, la coaptation, la contention de l'article lésé, mais il ne vous échappe pas que rien ne se passe ici comme dans une luxation ordinaire. Rappelez-vous que quelle que soit la cause qui soit définitivement invoquée, c'est cette cause et l'état des parties qu'elle a amenés qui sont tout : la luxation n'est en quelque sorte, qu'un épiphénomène.

Il s'agit de replacer une tête articulaire originairement atrophiée dans une cavité qui ne l'a jamais positivement contenue et qui est devenue, chaque jour, moins propre à la recevoir, soit qu'elle se soit déformée, encroûtée de cartilage, ou déplacée.

Il s'agit d'opérer cette réduction, avec l'obstacle d'une capsule étirée, tordue, faisant opposition au retour de la tête en arrière, le ligament rond fût-il intact, tandis qu'il l'est rarement. Enfin, par des efforts intempestifs de réduction, au risque de troubler des rapports accidentellement établis entre la tête articulaire et quelques dépressions salutaires qu'elle s'est creusées par attrition, et contre laquelle elle est maintenue par des liens fibreux de nouvelle formation.

Arrivât-on à rétablir des rapports simulant l'articulation normale, comment les fixerait-on?

Comment réparerait-on, d'un seul coup, les déformations diverses, qui sont les syndromes de la malformation initiale; l'attitude du bassin, l'état des muscles? La première indication du traitement palliatif est de raffermir l'articulation, par l'application d'une force extérieure, pour consolider les rapports établis, empêcher des déplacements, une destruction plus considérable sans tenter la réduction et la réparation de l'article lésé. Le rôle que jouent naturellement les muscles pelvi-trochantériens, pour la contention de l'articulation coxo-fémorale, trace, en quelque sorte, la voie à ces applications de force.

Le prototype des appareils de ce genre est la ceinture de Dupuytren (fig. 52, p. 91). C'est une ceinture en cuir, appliquée sur le bassin et maintenue en place par des sous-cuisses, reliés à son bord inférieur. Je fais ordinairement façonner, sur un moulage en plâtre du bassin, une ceinture en cuir moulé, le plus souvent articulée avec un cuissart ou des cuissarts, suivant que la luxation est simple ou double; des béquillons reposant sur des tiges adaptées à cette même ceinture et des ressorts disposés suivant les indications particulières du cas, ont pour but de remédier aux *flexions diverses de la colonne vertébrale*, qui se rencontrent comme conséquence *des luxations congénitales de la hanche.*

Voilà les moyens sur l'emploi desquels repose le traitement palliatif. Ils ont un résultat certain, c'est d'empêcher l'aggravation de la claudication, qui se produit quelquefois spontanément, quelquefois à la suite d'un effort ou d'une violence.

Peut-on espérer une guérison par les moyens palliatifs? *Hélas, non!*

Il a été reconnu, comme Bouvier le rapporte, que les guérisons proclamées par Humbert[1] n'avaient rien de réel; aussi, pour Bouvier, les guérisons de Pravaz, obtenues par l'extension et la contre-extension, ne sont que des trompe-l'œil. Les malades paraissent guéris et ne le sont pas, pour la raison très simple qu'aucune coaptation, fût-elle prolongée pendant des années, ne peut amener un article malformé et déformé, des surfaces osseuses originellement atrophiées, à réintégrer le type normal.

Pour obtenir la contention de l'articulation, aussi bien que pour diminuer ou effacer la lordose, qui caractérise les sujets atteints de luxation congénitale de la hanche, vous prescrivez la ceinture de cuir moulé combinée ou non suivant les cas avec des cuissards.

Dans la luxation double, quand l'appareil n'est pas muni de cuissards, il importe qu'il emboîte parfaitement les hanches. Dans la luxation simple, il faut se rappeler que la lordose, le plus souvent compliquée de déviation latérale, est le résultat d'un raccourcissement du membre inférieur et qu'il faut prescrire l'usage d'un haut talon qui, en rétablissant l'équilibre de la station, fera disparaître la difformité. »

A cette opinion motivée du regretté chirurgien des enfants, nous ajouterons les réflexions personnelles suivantes : La luxation double ou simple ne peut se guérir. Ce que l'on doit faire, c'est s'efforcer de maintenir la tête du fémur dans la fausse cavité qu'il s'est formée. La ceinture en cuir moulé qui emboîte le bassin est indiquée : de plus, pour éviter les ensellures et les déformations de la colonne vertébrale, il est nécessaire d'ajouter à cette ceinture deux tuteurs latéraux béquillons. Il est à remarquer que les enfants supportent très bien cet appareil, dont ils ne peuvent se

1. Humbert et Jacquier. *Essais et observations sur la manière de réduire les luxations de l'articulation fémorale.* Paris, 1835.

passer par la suite. La marche s'en trouve singulièrement améliorée et facilitée. Le membre est plus solide, la tête fémorale s'appuie solidement et la saillie du grand trochanter disparaît en partie, les fonctions du membre s'exécutant avec plus de vigueur et de liberté.

§ 3. — OPINION DU DOCTEUR KIRMISSON

M. le Docteur Kirmisson, dans son remarquable ouvrage sur les maladies chirurgicales d'origine congénitale, après avoir donné les indications du traitement par la méthode sanglante, indique les moyens palliatifs, les seuls dont nous traitions dans ce petit ouvrage : « Les moyens orthopédiques ne sont autres, dit-il, que ceux dont nous avons déjà fait l'énumération à propos du traitement curatif. Nous avons dit combien la ceinture de Dupuytren avait peu de valeur, pour maintenir en place la tête fémorale. Ce qu'il faut, ce sont des corsets en cuir moulé, avec portion crurale, de façon à embrasser exactement l'articulation coxo-fémorale et à s'opposer aux déplacements de la tête osseuse.

Les premières tentatives thérapeutiques furent faites par Jalade-Lafond et Duval : nous les trouvons relatées, soit dans la thèse de Caillard-Bilonnière, élève de Dupuytren, soit dans les *Leçons cliniques* de Dupuytren lui-même. Ces auteurs eurent recours à l'extension continue ; mais il s'agit de tentatives fort incomplètes et il est fait mention seulement, dans leurs observations, d'améliorations et non de guérisons.

Plus tard, en 1835, ces mêmes tentatives furent reprises par Humbert (de Morley) et Jacquier.

Mais les résultats de ces auteurs ont été contestés par Pravaz ; d'après lui, Humbert n'aurait pu obtenir de réduction vraie ; il n'aurait fait que transformer la luxation, en fixant la tête du fémur dans la grande échancrure sciatique. De son côté, Pravaz reprit les tentatives de ses devanciers ; il communiqua ses résultats à l'Académie de médecine en 1838 et 1839 et, plus tard, il les consigna dans un travail spécial, basé sur dix-neuf observations. Le travail de Pravaz fut soumis à l'examen d'une commission académique au nom de laquelle Gerdy fit un rapport favorable.

Toutefois, les conclusions de ce rapport furent contestées par Bouvier, qui n'admit pas la réalité de la réduction. La méthode conseillée par Pravaz était d'une application fort lente, les résultats en étaient incertains. Les tentatives faites par les auteurs qui, comme J. Guérin, Bouvier, Brodhurst, joignirent aux manœuvres de réduction la ténotomie sous-cutanée, restèrent à l'état isolé et ne firent pas naître la conviction dans les esprits. Aussi, en vint-on à cette conclusion, formulée dès le début, par Dupuytren en 1826, à savoir qu'on se trouvait là en présence d'une maladie *incurable*. La seule conduite à tenir parut l'emploi d'un traitement palliatif consistant dans le fait d'une ceinture, pourvue de godets, dans lesquels viennent se loger les têtes fémorales et qui, par la pression qu'ils exercent sur ces saillies osseuses, s'opposent à leur ascension et à l'aggravation de la difformité. »

§ 4. — APPAREILS

POUR LA LUXATION CONGÉNITALE SIMPLE DU FÉMUR

Dans les cas de luxations congénitales de la hanche, les parents ne remarquent rien d'anormal, jusqu'à ce que l'enfant fasse ses premiers pas, et, presque toujours, il commence à marcher fort tard, vers l'âge de dix-huit mois ou deux ans. La diffor mité existant du côté de la jointure au moment de la naissance se complète et s'exagère alors sous l'influence de la marche, de la station et sous l'influence aussi des progrès de l'âge, qui augmente le poids du corps et la charge transmise à l'articulation coxo-fémorale par les parois du bassin.

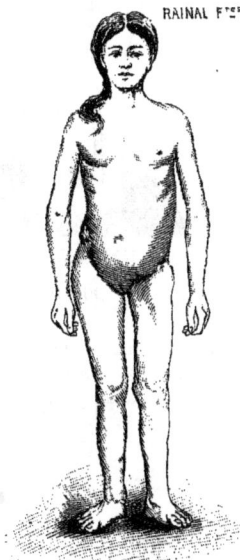

Dans les cas de luxation de la hanche d'un seul côté, le symptôme saillant, c'est le raccourcissement, et par suite la *claudication*. Quand le malade marche, on voit le tronc en masse s'infléchir du côté de la luxation; il y a, en même temps, un mouvement de torsion du bassin, qui porte en avant l'épine iliaque du côté sain. Lorsque le raccourcissement présente 5 à 6 centimètres, on voit le malade, pour rétablir l'équilibre, mettre son pied en équinisme. Il est obligé, pour rétablir l'équilibre du bassin, de fléchir fortement le membre sain. La position du membre inférieur varie, suivant le siège occupé par la tête fémorale.

Lorsque la tête est remontée très haut et en arrière, dans la fosse iliaque externe, le membre se place dans l'adduction associée à une légère flexion. Au contraire, lorsque la tête reste à peu de distance de l'épine iliaque antérieure et supérieure, le membre peut conserver la position rectiligne; mais on voit se produire, en pareil

Fig. 1820.

cas, un abaissement du bassin, qui a pour conséquence une inclinaison latérale de la colonne vertébrale. On constate la présence d'une scoliose, dont la convexité répond au côté malade. L'examen dans la position horizontale permet de constater et de mesurer le raccourcissement. Pour cela, il importe de donner au bassin une position rigoureusement horizontale; les deux épines iliaques étant bien au même niveau, les membres inférieurs placés dans une position symétrique intermédiaire entre l'adduction et l'abduction, à l'aide d'un ruban métrique, on mesure l'espace compris entre l'épine iliaque antérieure et supérieure et la pointe de la malléole externe. Quant à la preuve directe de la luxation, on l'obtient en palpant entre les doigts la tête fémorale, tandis qu'avec l'autre main on imprime à la cuisse de petits mouvements alternatifs de rotation de dedans au dehors. On sent également la tête se mouvoir dans la fosse iliaque externe, pendant les mouvements de flexion et d'extension de la cuisse sur le bassin.

Dans les cas où la tête est très avancée dans la fosse iliaque externe, loin de l'épine iliaque antérieure et supérieure, le malade, pour ramener ses membres infé-

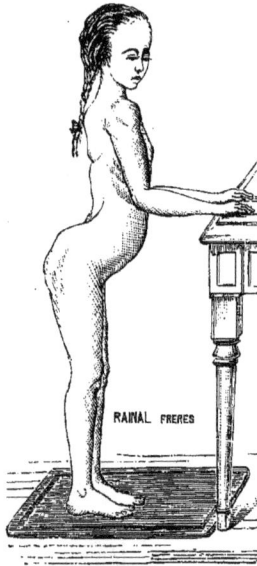

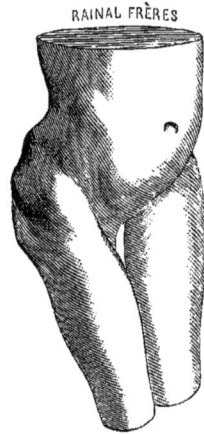

RAINAL FRÈRES

RAINAL FRERES

Fig. 1250.   Fig. 186.

rieurs, imprime au bassin un mouvement de rotation autour de l'axe transversal et qui produit l'*ensellure*. Dans la luxation simple d'un seul côté, l'ensellure est beaucoup moins marquée que dans les cas de luxation des deux fémurs.

§ 5. — RÉDUCTION IMMÉDIATE

Les essais de réduction immédiate remontent à Hippocrate, qui ne faisait pas de différence entre les luxations traumatiques et congénitales.

Au xviie siècle, Kerkring raconte que sa propre nièce, enfant de six ans, ayant une jambe plus courte que l'autre, un chirurgien réussit, par des tractions légères, à rendre au membre sa longueur naturelle, mais sans pouvoir la maintenir. En 1888, le professeur Paci (de Pise) a proposé une méthode basée sur l'assimilation établie entre les luxations congénitales de la hanche et les luxations traumatiques. Les manœuvres s'accomplissent sous le chloroforme, en quatre temps.

Dans le premier temps, l'auteur cherche à abaisser autant que possible la tête fémorale au niveau de la cavité cotyloïde. Et même, pour augmenter l'action de la flexion, il conseille d'exercer, pendant une minute environ, une pression de haut en bas sur l'extrémité inférieure du fémur, relevée de façon à exagérer encore la descente de la tête.

Dans le deuxième temps, la cuisse fléchie est portée, graduellement, dans l'abduction forcée.

Le troisième temps consiste à maintenir le membre dans l'abduction, en imprimant à la cuisse un mouvement de rotation en dehors, pendant lequel la tête du fémur décrit un arc de cercle.

Le quatrième temps consiste à porter la cuisse, graduellement, dans l'extension. L'opération est alors terminée.

Paci, pour consolider le résultat, applique un appareil plâtré, maintenant le membre dans une position modérée de rotation en dehors et d'abduction, et il fait l'extension continue, à l'aide de poids variant de 4 à 10 kilogrammes. Au bout d'un mois, l'appareil est supprimé et la traction est continuée encore pendant trois mois.

Kirmisson constate que les tentatives qu'il a faites dans la voie indiquée par Paci *ne lui ont jamais donné de résultat.*

Procédé de Lorenz. — Lorenz dit que la première condition pour réussir à faire passer la tête au-dessus du bord cotyloïdien postérieur, c'est d'abaisser celle-ci au niveau de la cavité. Pour cela, le malade est endormi

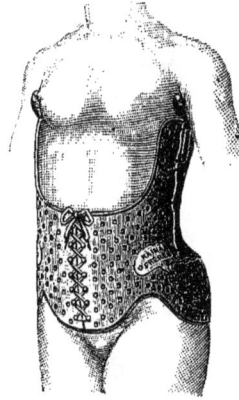

Fig. 1852.

et l'extension est exercée au moyen de vis à extension préconisés par l'auteur.

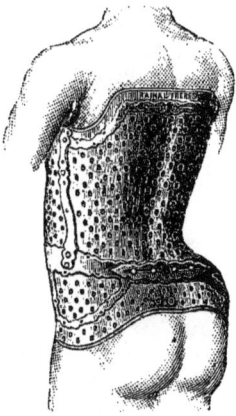

Fig. 1854.

Les résultats obtenus par ces procédés de réduction immédiate n'ont pas donné de résultat sérieux. Nous avons vu employer ce procédé avec une traction de 500 kilogrammes. Pour juger de l'allongement du membre, on avait fait une raie à l'encre au niveau du grand trochanter : lorsque le maximum de traction a été obtenu, la distension de la peau accusait bien 5 millimètres, mais la tête du fémur n'était pas rentrée dans sa cavité cotyloïde. En admettant, d'ailleurs, que l'on obtienne la réduction, il faudrait pouvoir la maintenir, car on a toujours à craindre une récidive immédiate. Le seul appareil contentif applicable est représenté (fig. 1852-1854). Il se compose d'une ceinture en cuir moulé, embrassant exactement les deux trochanters et permettant d'exercer une pression constante pour maintenir la tête du fémur dans sa cavité. Dans les cas de luxation d'un seul côté, lorsqu'il existe un raccourcissement, on fait garnir la bottine d'une partie de liège, afin que les jambes reposent sur le même plan. Afin de prévenir une déviation de la colonne vertébrale, la ceinture est munie de tuteurs latéraux, destinés à soutenir les parties supérieures du tronc.

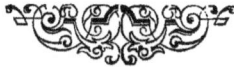

**Appareil du Docteur Kirmisson pour la luxation congénitale
du fémur.**

Le Docteur Kirmisson recommande de commencer le traitement dès l'âge le plus
tendre, soit vers l'âge de 18 mois à 2 ans. En procédant ainsi on n'a besoin d'avoir
recours ni à la réduction extemporanée sous le chloroforme, par la méthode non
sanglante. ni à la méthode à ciel ouvert. Le déplacement est en effet à ce moment le
plus souvent insignifiant. Il suffit pour rendre au membre
sa longueur normale, d'avoir recours à l'extension continue à l'aide de la gouttière (fig. 1844).

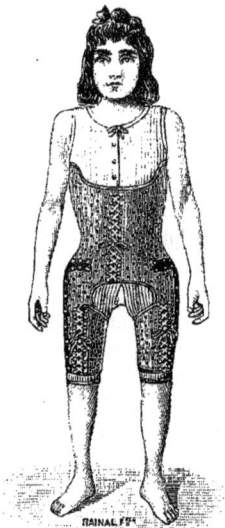

Fig. 1866.

Plus tard on maintient le résultat obtenu par le port
d'appareils prothétiques, non pas construits sur le type
de la ceinture de Dupuytren, mais bien embrassant la
cuisse et le bassin et maintenant le membre dans une
position moyenne d'abduction. Ce n'est que lorsque la tête
est abaissée au niveau de la cavité cotyloïde et qu'elle s'y
maintient que l'on commence à permettre la marche à
l'aide de l'appareil en cuir moulé (fig. 1866), avec portion
crurale, de façon à embrasser exactement l'articulation
coxo-fémorale et à s'opposer aux déplacements de la tête
osseuse. S'il s'agit d'une luxation d'un seul côté, on peut
au début maintenir rigide l'articulation coxo-fémorale.
Plus tard, on permet progressivement une certaine quantité de mouvements, en faisant articuler la portion fémorale avec la portion pelvienne.

Ces principes mis en œuvre dans bon nombre de cas,
le Docteur Kirmisson a pu en tirer les résultats les plus
avantageux et est persuadé que là est l'avenir du trai-
tement de la luxation congénitale. Le but à obtenir consiste à dépister le plus tôt
possible les traces de la malformation et à la traiter immédiatement par le repos,
joint à l'extension continue, suivi du port d'appareils contentifs immobilisant
rigoureusement l'articulation jusqu'à ce qu'on soit assuré qu'il n'y a plus tendance
au déplacement. Ce traitement, employé avec persévérance pendant plusieurs années,
donnera une proportion considérable de succès.

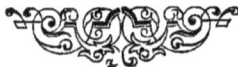

§ 6. — EXTENSION CONTINUE

L'extension continue a été préconisée par Jalade-Lafond, V. Duval et, en 1835, par Humbert. Malgaigne, dans ses *Leçons d'orthopédie*, dit que l'extension a pour but d'allonger les ligaments qui ne le sont que trop, en général, la laxité de la capsule permettant à la tête fémorale de se mouvoir sur l'iléum et de remonter plus qu'elle ne le fait jamais dans les luxations traumatiques. Malgaigne a essayé, plusieurs fois, l'extension continue, dans ces cas de luxations congénitales, et n'a jamais rien obtenu.

Tous les auteurs qui se sont occupés des luxations de la hanche dans ces dernières années (Schede, Mikulicz, Paci, Lorenz) sont d'accord pour reconnaître la nécessité de placer le membre dans l'abduction.

Grâce à cette disposition, on favorise le contact de l'os iliaque avec la tête fémorale. Mikulicz propose un appareil destiné à immobiliser les membres inférieurs dans

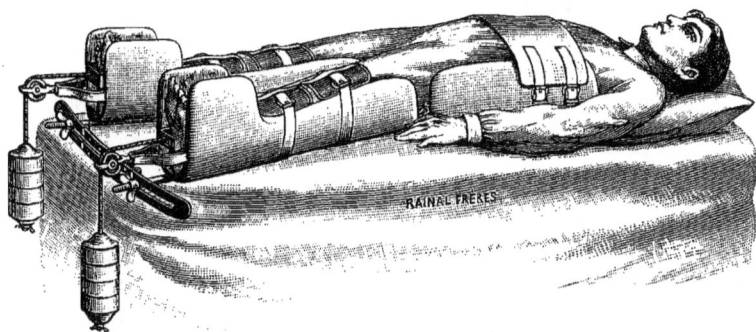

Fig. 1844. — Gouttière du Docteur Kirmisson.

l'abduction. Cet appareil se compose d'une large planche, sur laquelle sont articulées deux gouttières auxquelles on peut imprimer à volonté un mouvement d'abduction, combiné à la rotation en dehors.

Kirmisson recommande un modèle de gouttière de Bonnet (fig. 1844), articulé au niveau de la hanche, permettant d'imprimer aux membres inférieurs un mouvement d'abduction suivant un angle de 35 degrés. L'enfant est placé dans cette gouttière et l'extension continue est pratiquée sur le membre inférieur à l'aide de poids qui augmentent avec l'âge du malade, allant, par exemple, de 500 à 1500 ou 2000 grammes.

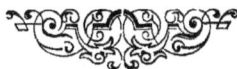

LIVRE QUATRIÈME

—◇—

LA COXALGIE

« Du diagnostic précoce dépend le
meilleur traitement. »

VERNEUIL.

LIVRE IV

DE LA COXALGIE

Le mot n'est pas ancien. Il est dû à Wist, qui fit, en 1809, paraître son livre *De Coxalgia*. La connaissance de la maladie remonte à Hippocrate, à Galien, à Paul d'Égine, mais sans diagnostic différentiel.

En réalité, ce n'est que depuis 1722 (mémoire de J.-L. Petit à l'Académie des sciences) et surtout depuis Bonnet, de Lyon (1845), que les praticiens ont été fixés exactement sur la nature et le traitement rationnel de l'arthrite coxo-fémorale.

Les progrès récents des appareils ont rendu, à l'heure actuelle, la coxothérapie hygiénique et orthopédique au premier chef. En effet, à côté des modificateurs généraux et des appareils d'immobilisation, extension et réduction, la chirurgie sanglante ne joue, aujourd'hui, qu'un rôle assez effacé dans la cure des coxalgiques.

§ 1. — LE TRAITEMENT ORTHOPÉDIQUE

Le traitement orthopédique de la coxalgie a pour but : 1° de s'opposer à l'état aigu, aux déviations du membre et du bassin, qui pourraient constituer, la maladie étant guérie, des difformités empêchant la marche ;

2° De faire disparaître les positions vicieuses du membre et du bassin, lorsque la coxalgie est passée à l'état chronique ;

5° De restituer à l'articulation coxo-fémorale ses mouvements naturels perdus[1].

Immobilisation.

Lorsqu'un malade est subitement atteint d'une inflammation aiguë de la hanche, il éprouve une douleur qui tend à devenir de plus en plus vive. Bientôt apparaît un engorgement au pourtour de la hanche, avec déviation du bassin en bas, en avant ou en arrière. Le membre inférieur prend alors une direction vicieuse ; il se réfléchit et se porte tantôt dans l'allongement, l'abduction et la rotation en dehors, tantôt dans le raccourcissement, l'adduction et la rotation en dedans.

1. PHILIPPEAUX. *Traité de thérapeutique de la coxalgie*. Baillière, Paris, 1867.

Dans les coxalgies aiguës, le meilleur moyen de calmer les douleurs et d'empêcher les déformations ultérieures consiste à placer, aussitôt que possible, le membre dans l'extension et de le maintenir ensuite immobile dans la position qu'il occupe dans la figure. La gouttière de Bonnet (fig. 1842) maintient solidement l'immobilité et empêche la moindre déviation.

L'immobilité, condition essentielle dans le traitement, peut seule calmer les douleurs des coxalgiques. Les déplacements généraux exigibles par les soins de propreté s'opèrent très facilement, et par le malade lui-même, au moyen d'une moufle, une échancrure, ménagée dans l'appareil, à l'endroit correspondant à l'anus et au sacrum, laisse ces parties à découvert afin d'éviter toute excoriation par les matières excrémentielles.

Lorsque le malade se maintient à la hauteur convenable ou qu'il est trop faible, un aide exerce une traction sur la corde; on passe le vase sous la gouttière, on change

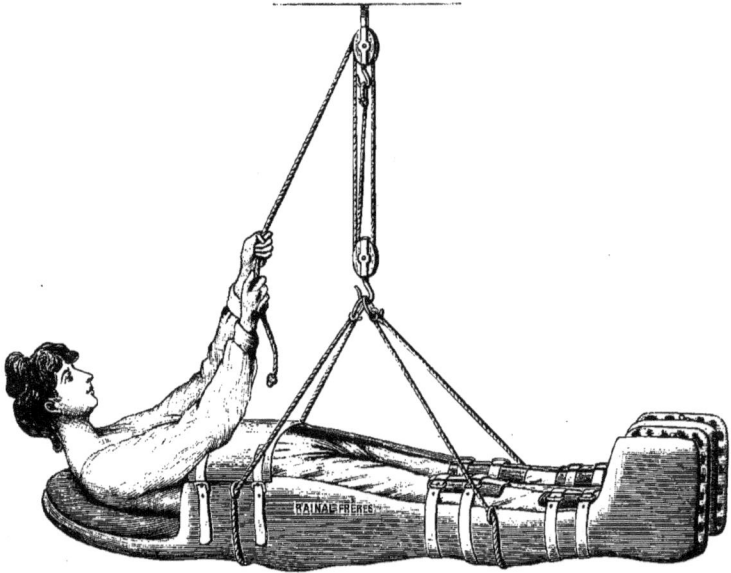

Fig. 1842.

les draps, et l'on peut même refaire complètement le lit. Dans tous ces mouvements, le corps se déplace en *totalité*; la colonne vertébrale ne fait aucun mouvement sur le bassin; le bassin, à son tour, ne se meut nullement sur la cuisse. On obtient donc, avec la gouttière de Bonnet, une immobilité absolue. Des boucles et des courroies, disposées le long de la gouttière, sont destinées à rapprocher à volonté les bords antérieurs afin que l'appareil puisse s'adapter exactement au sujet.

Le grand avantage de cet appareil est d'empêcher la rotation du pied en dehors, qui arrive fatalement avec certains appareils préconisés récemment, qui n'offrent aucun point d'appui sur les côtés latéraux. Pour éviter cette rotation en dehors, les bords de la gouttière s'élèvent, de chaque côté du pied, jusqu'à la hauteur du gros orteil. La supériorité de la gouttière de Bonnet consiste à borner les mouvements de latéralité du tronc par les prolongements latéraux qu'elle offre jusque près des aisselles. Une ceinture traversant la gouttière fixe l'abdomen. Les escarres se produisent bien moins facilement sur le sacrum que lorsque le malade repose dans son lit; en effet, le bassin est soutenu dans toute sa moitié postérieure : la pression est donc moins forte sur un seul point, étant plus généralement répartie.

Transport des enfants.

Dans les cas de coxalgie aiguë, l'immobilisation absolue est recommandée, mais il est pénible de laisser le petit malade confiné dans sa chambre : la promenade au grand air lui rend de réels services aussi bien pour son état général que pour la guérison de

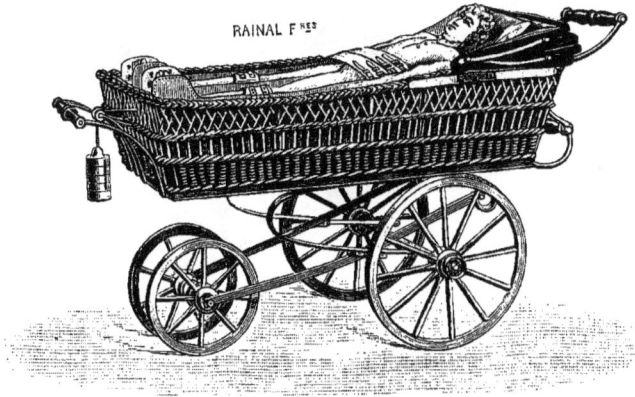

Fig. 1841.

sa coxalgie. Même au début, à la période de l'extension, il est facile de faire prendre l'air au petit malade, à l'aide de la voiture (fig. 1841), disposée de manière à recevoir la gouttière de Bonnet. La partie correspondant aux pieds est munie d'une ouverture permettant le passage des cordes destinées à supporter les poids pour l'extension.

§ 2. — EXTENSION ET CONTRE-EXTENSION

D'après Boeckel (de Strasbourg), la traction continue calme la douleur. Si ce résultat n'est pas obtenu au bout de vingt-quatre ou quarante-huit heures, c'est que

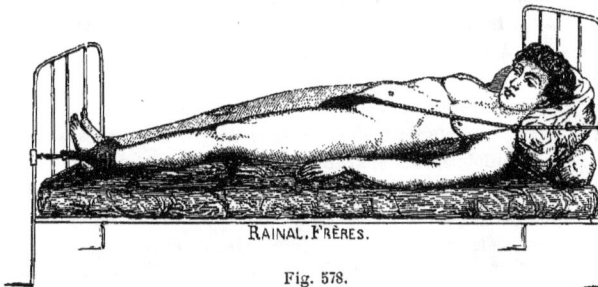

Fig. 578.

le poids employé est insuffisant, ou qu'il existe quelque abcès profond, en voie de percer en dehors. Les douleurs du genou et les souffrances nocturnes de la coxalgie au début sont souvent calmées par l'extension, avec une rapidité surprenante, et il n'est pas rare de voir de petits malades réclamer, d'eux-mêmes, un supplément de poids, si l'on s'avise de leur en enlever prématurément une partie.

La traction continue fait disparaître ou diminue la pression si nuisible de la tête du fémur contre la cavité cotyloïde, qui produit l'usure des os et la carie. Les fongosités articulaires soustraites à la compression peuvent s'organiser en tissu fibreux et marcher vers la guérison.

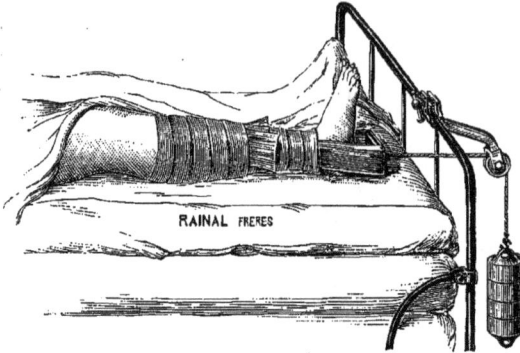

Fig. 1215.

La traction continue redresse la position vicieuse du membre, corrige les raccourcissements et les allongements qui en résultent et prévient ainsi les déformations ultérieures. Un membre raccourci est ankylosé dans l'adduction et généralement dans une certaine flexion; en appliquant le tube à contre-extension (fig. 578) dans l'aine du côté sain et en tirant sur le membre malade, on fait basculer le bassin de ce dernier côté et, par là on détruit l'adduction, ainsi que la flexion de la cuisse; alors, le membre s'allonge, en même temps que les douleurs disparaissent.

L'appareil (fig. 578) applicable pour l'extension et la contre-extension dans les cas de coxalgie se compose d'une pièce en caoutchouc gonflée d'air; sur les côtés latéraux sont disposés deux tubes de caoutchouc, terminés par un crochet qui se fixe au pied du lit, pour obtenir la traction. La contre-extension s'obtient par une partie de caoutchouc, longue de 1 mètre, présentant à sa partie moyenne un renflement destiné à opérer la pression sur une plus large surface. Cette partie renflée est placée dans l'aine du membre malade. Les extrémités s'attachent à la tête du lit. Cette traction continue permet aux malades de s'asseoir dans leur lit et prévient l'an-

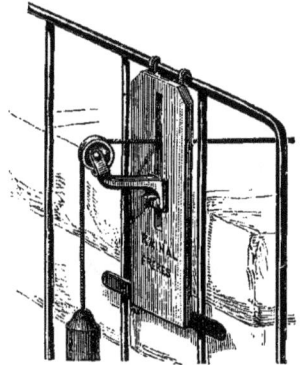

Fig. 1232.

kylose; elle permet, en outre, l'application d'agents médicamenteux prescrits par le docteur. Divers appareils sont employés pour obtenir l'extension continue. L'un des plus anciens consiste dans l'application de l'*anse de diachylon* qui se compose d'une longue bandelette de sparadrap de 5 à 7 centimètres de large, qu'on applique bien exactement sur l'une des faces latérales du membre, depuis l'endroit malade jusqu'à la malléole; puis on la recourbe autour de la plante du pied à une certaine distance, de manière à former un étrier, et on l'applique de nouveau, symétriquement, sur la face opposée du membre. Cette anse longitudinale est fixée par des circulaires en sparadrap, qui commencent à quelques centimètres au-dessus des malléoles et remontent jusqu'à mi-cuisse. Les extrémités supérieures de l'anse sont rabattues sur la dernière circulaire, pour prévenir leur glissement : le tout est encore assujetti par un bandage roulé. Dans le milieu de l'anse plantaire, on dispose une traverse de bois un peu plus large que l'écartement des malléoles, afin d'éviter toute excoriation. Cette traverse est munie d'une corde destinée à recevoir les poids.

Au sujet du degré de traction, Wolkmann donne comme limites extrêmes :

Au *minimum*, 2 kilogrammes (enfants, coxalgie au début); au *maximum*, 7 kil. 500 (adultes). Suivant Bœckel, qui s'est occupé spécialement de cette question, on est rarement dans le cas de dépasser 6 ou 7 kilogrammes. La traction ne doit jamais faire souffrir. En cas de douleur, on doit augmenter ou diminuer la charge et ne se déclarer satisfait que lorsque le calme est revenu et que les positions vicieuses ont été corrigées.

La *poulie à extension* (fig. 1282) s'applique plus facilement que l'anse de diachylon. Le porte-poulie y est disposé de manière à pouvoir être re-

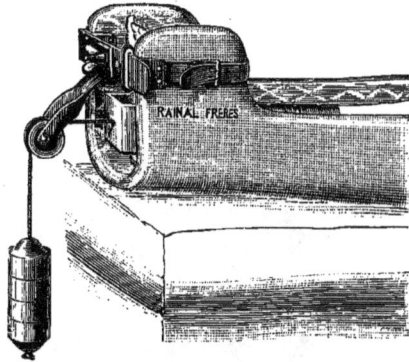

Fig. 1574.

monté ou abaissé à volonté : il se fixe sur le bandage en diachylon ou sur une guêtre lacée, suffisamment ample pour permettre d'entourer le pied d'une forte couche d'ouate, afin d'éviter toute excoriation. Cet appareil est disposé de manière à pouvoir s'adapter sur tous les modèles de lits en fer.

Lorsque le malade est installé dans la gouttière de Bonnet, on peut obtenir

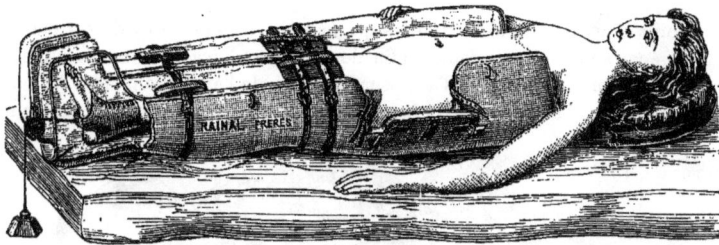

Fig. 902.

l'extension à l'aide d'un appareil spécial, disposé pour s'adapter sur la gouttière. Le pied est maintenu soit par l'anse de diachylon ou par une guêtre en coutil lacé, terminée par une planchette supportant une corde qui reçoit les poids destinés à l'extension (fig. 1574). Dans les cas d'abcès par congestion, on emploie la gouttière (fig. 902). Elle est munie d'une valve mobile, correspondant au niveau de l'articulation coxo-fémorale. Cette disposition facilite les pansements, dans les cas de suppurations abondantes ou à la suite de la résection de la hanche. Pour pratiquer le pansement, on soulève le malade à environ 40 centimètres du lit. La partie de la gouttière correspondant au bassin étant recouverte de caoutchouc, on peut faire les irrigations nécessaires, sans avoir à craindre de souiller l'appareil. La disposition de la poulie, pour obtenir l'extension de la jambe, varie selon le lit du malade : au lit de fer, les modèles fig. 1282 et 1243 s'adaptent facilement. Lorsqu'il s'agit d'un lit en bois, on est en présence d'une réelle difficulté : car il faut faire enlever le montant correspondant au pied du lit ou le percer d'un trou pour laisser passer la corde à extension.

Les treuils du Dr Decourt (de Mitry) (fig. 1848-1847) permettent d'obtenir l'extension sur tous les modèles de lit, sans que l'on soit obligé de leur faire subir aucune détérioration.

Ces treuils se composent d'une pince faisant l'office d'étau et venant prendre

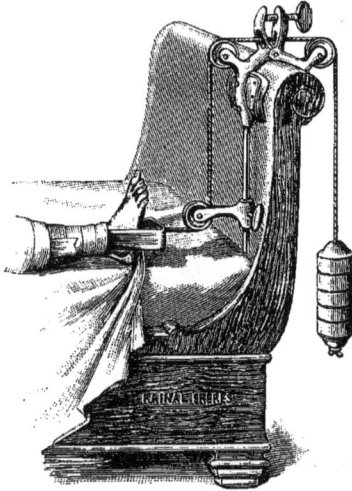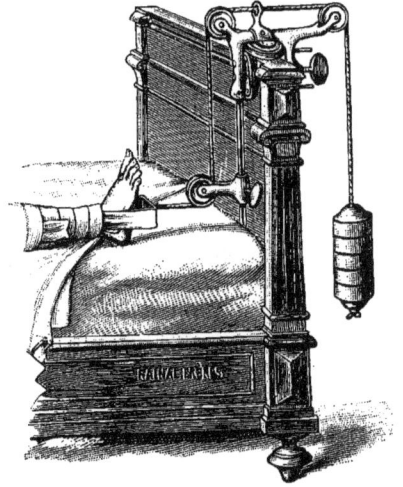

Fig. 1848.   Fig. 1847.

un solide point d'appui sur le montant supérieur du lit. Les mors de cet étau sont garnis d'une épaisse couche de feutre, afin de protéger efficacement le meuble; une tige à coulisse permet d'élever ou d'abaisser le centre de l'extension. Dans les cas où le chirurgien redoute l'ankylose de la hanche ou les raideurs du genou, on conseil-

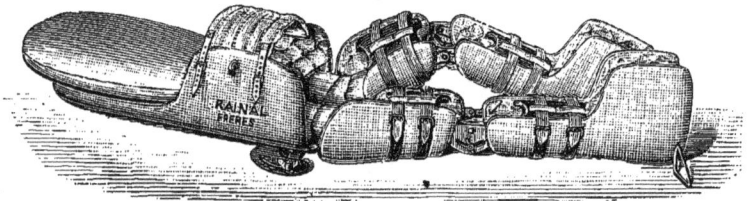

Fig. 1221.

lera la gouttière de Bonnet articulée (fig. 1224) qui se compose de deux demi-gouttières comprenant les membres inférieurs et réunies à une autre gouttière embrassant le bassin et le tronc. La base même de l'appareil l'empêche de tourner en aucun sens : l'immobilité est donc assurée, sans compression douloureuse et l'appareil a le grand avantage de permettre la mobilité des articulations, afin d'éviter l'ankylose. La partie supérieure de la cuisse est articulée à son point de jonction avec la gouttière lombaire, afin de faciliter l'abduction ou l'adduction des membres infé_rieurs. Une vis, fixée au niveau du genou et de la hanche, permet de placer le membre dans les divers degrés de flexion.

§ 3. — APPAREILS INAMOVIBLES

Pour obtenir l'immobilisation de la hanche, on a employé les appareils ami-donnés, dextrinés et silicatés. On donne, actuellement, la préférence à l'appareil silicaté, à la condition que la couche d'ouate soit considérable, surtout autour du bassin et particulièrement au niveau de la crête iliaque. L'appareil employé actuelle-ment pour l'immobilisation de la hanche (fig. 658) se compose :

1° D'une grande quantité d'ouate ;
2° De bandes de toile sèches ;
3° De bandes silicatées ;
4° De l'attelle mécanique en T ;
5° De l'attelle métallique antérieure.

Application de l'appareil. — Le bassin et la cuisse malade sont entourés d'une très épaisse couche d'ouate, que l'on maintient à l'aide d'une bande de toile sèche.

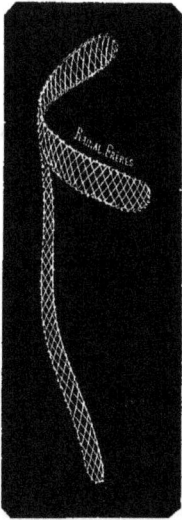 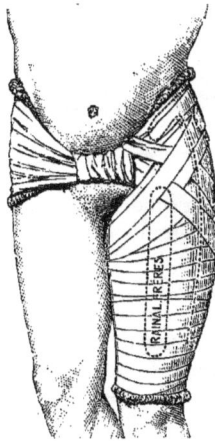 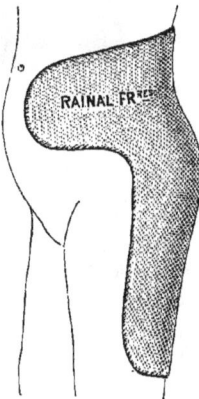

Fig. 208.   Fig. 658.   Fig. 911.

On applique ensuite, l'attelle en **T**, dont la branche verticale descend le long de la cuisse, la branche horizontale se courbe à la main et se place dans l'espace qui sépare la crête iliaque du rebord des fausses côtes, ni plus haut, ni plus bas.

Cette disposition empêche l'attelle de descendre, grâce au point d'appui qu'elle prend sur la crête iliaque. On attache ensuite les deux extrémités de l'attelle formant ceinture, à l'aide d'un ruban de fil, en ayant soin que cette ceinture ne soit ni trop lâche, ni trop serrée. Cette attelle en T (fig. 208) suffit quand la déviation, peu pro-noncée ou peu résistante, a pu être facilement corrigée. Mais si la contracture ou la rétraction musculaire est très forte, si le bassin reste oblique, il faut donner plus de solidité à l'appareil. On risquerait de voir la difformité se reproduire et se perpétuer par le bandage lui-même. On ajoute une deuxième attelle antérieure, dont l'extrémité supérieure se fixe à l'aide d'un ruban à la partie de l'attelle en T formant ceinture.

Le chirurgien, ayant obtenu le redressement complet sous le chloroforme, applique la couche d'ouate, puis les attelles, maintenues à l'aide de bandes de toile sèche : il procède ensuite à l'application de la bande silicatée. On commence par recouvrir la jambe et la cuisse, puis la ceinture. Les circulaires supérieures doivent dépasser d'un centimètre ou deux le bord de l'attelle métallique : il faut veiller attentivement à ce que ce bord soit partout recouvert d'ouate et ne soit nulle part en contact avec la peau, qu'il ne tarderait pas à entamer.

Enfin, on applique sur toute la cuisse et le bassin des tours de bande en huit de chiffre, comme dans le spica de l'aine. De cette façon, on recouvre la hanche, la plus grande partie de la fesse, la partie inférieure de l'abdomen et la partie supérieure de

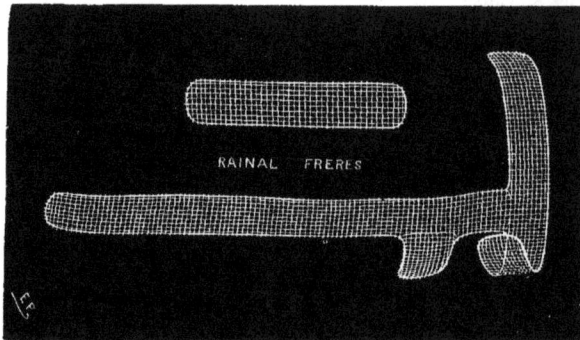

Fig. 1316.

la cuisse, du côté malade. Grâce à la solidité que donnent les attelles métalliques au bandage, on peut se dispenser de faire monter très haut les circulaires de la cuisse et de faire descendre très bas ceux de l'abdomen. Les premiers doivent s'arrêter à deux travers de doigt du pli génito-crural; les seconds doivent à peine recouvrir l'épine iliaque antéro-supérieure du côté sain. De cette façon, les organes génitaux, la symphyse pubienne, tout le pli inguinal du côté sain restent à découvert en avant, ainsi que la région anale en arrière.

L'appareil appliqué, l'enfant est roulé sur une large feuille de papier, pour que le silicate ne s'attache pas au lit, puis on le couche dans la position horizontale, tête basse, tronc bien droit, et l'on veille à ce que l'immobilité soit continue, pour que l'appareil ne soit pas déformé avant sa dessiccation. Pendant le cours de celle-ci, on examine attentivement tout le contour du bandage, et, si quelques circulaires dépassent le bourrelet, si quelque pli se forme, on excise une languette de bande silicatée. Au bout de quarante-huit heures, l'appareil est solidifié et reste durable jusqu'à la fin du traitement de l'immobilisation.

Dans les cas d'arthrite coxo-fémorale, lorsqu'il n'est pas indispensable d'obtenir une immobilisation absolue dans la gouttière de Bonnet, on emploie avantageusement l'attelle plâtrée (fig. 911). Cette attelle embrasse le bassin et les deux tiers externes de la cuisse malade. Pour l'appliquer, il suffit de l'imbiber avec une éponge, jusqu'à ce qu'elle ait acquis une consistance molle. On la fixe ensuite directement sur le membre, en la maintenant par une bande roulée sèche. Il est important d'employer

20 à 30 mètres de bande pour obtenir une dessiccation parfaite et rapide. Lorsque l'appareil est sec (une heure environ), une simple bande roulée suffit pour le maintenir en place. Cet appareil immobilise suffisamment l'articulation pendant la marche, lorsqu'il s'agit d'une simple arthrite.

. Dans les cas plus sérieux, l'appareil en cuir moulé (fig. 33) est préférable en ce sens qu'il maintient le membre en l'entourant complètement.

Dans certains cas, l'attelle en T est avantageusement remplacée par l'attelle en F (fig. 1346).

Cet appareil s'applique dans les mêmes conditions que l'appareil (fig. 658); il est également destiné à immobiliser l'articulation coxo-fémorale et à permettre la marche. Le pansement étant convenablement appliqué et l'ouate dépassant les attelles, afin d'éviter toute compression sur la peau, on fixe la bande silicatée, depuis l'extrémité du membre jusqu'au-dessus de la partie supérieure de l'attelle en F.

§ 4. — APPAREILS AMOVO-INAMOVIBLES

Le traitement palliatif par l'appareil amovo-inamovible est, d'après Bouvier, le seul auquel on puisse avoir recours dans la plupart des cas. Il suffit généralement à améliorer les symptômes les plus incommodes des pseudarthroses de la hanche. Dans certains cas, l'articulation peut être trop serrée : les muscles qui l'environnent peuvent être trop courts et l'adduction d'un ou des deux membres exa-

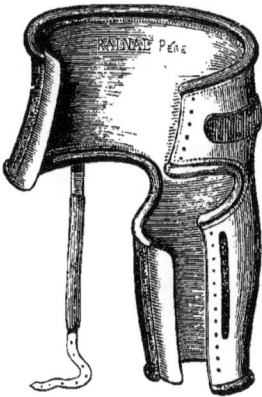
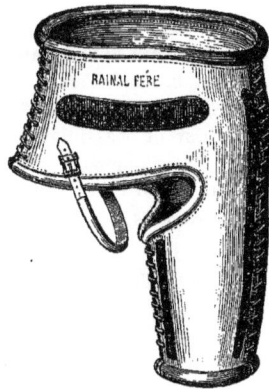

Fig. 32.   Fig. 33.

gérée. L'inclinaison du bassin produit un raccourcissement apparent, qui augmente le raccourcissement et par suite la claudication. Parfois aussi, on voit une flexion permanente des cuisses, et l'ensellure lombaire exagérée. Dans ces cas, on peut, avec l'appareil en cuir moulé de Bouvier (fig. 33), améliorer l'état des sujets, diminuer la claudication et accroître la liberté des mouvements. Cet appareil s'applique, en général, au début de la coxalgie ou lorsque le redressement a été obtenu. Il est indispensable de maintenir l'extrémité du fémur appliquée contre la cavité cotyloïde. Lorsque le membre se trouve maintenu dans l'extension, l'effet de l'immobilité repose l'articulation et favorise le resserrement des ligaments. On a reproché à cet appareil de nécessiter un moulage préalable; mais, grâce aux récents progrès, cette opération devient insignifiante et permet l'adaptation parfaite de l'appareil. Il a l'avantage de maintenir l'immobilité absolue de l'articulation coxo-fémorale, sans immobiliser tout le corps. Cet appareil est en cuir moulé. Il embrasse le bassin tout entier, ainsi que la cuisse malade. Il forme deux valves, l'une antérieure, l'autre postérieure, garnies de peau douce à l'intérieur. La partie externe est renforcée de lames d'acier, afin d'éviter la déformation du cuir et de maintenir plus sûrement l'articulation coxo-fémorale. Cet appareil est lacé sur la partie antérieure de l'abdomen et sur la partie antérieure de la cuisse malade. Le sous-cuisse, placé du côté sain, maintient l'équilibre. Les mouvements généraux sont permis et l'immobilité de l'articulation est assurée. L'appareil présente, du reste, l'avantage de pouvoir se serrer et se desserrer à volonté.

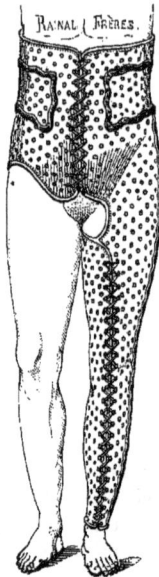

Fig. 485.

Immobilisation du bassin et de tout membre inférieur.

Dans les cas de coxalgie au début, divers chirurgiens ont recommandé l'immobilisation du bassin et de tout le membre malade jusqu'à l'articulation tibio-tarsienne. L'appareil (fig. 485), préconisé par le professeur Verneuil, se compose d'une gaine en cuir moulé, comprenant le bassin et tout le membre inférieur. Cet appareil est appliqué lorsque le malade commence à marcher en sortant du traitement par la gouttière. Il se compose d'une gaine en cuir moulé, comprenant le bassin et tout le membre inférieur. Des trous, pratiqués de part en part, allégissent l'appareil et donnent un libre cours à la transpiration. Des bandelettes d'acier sont disposées autour du bassin et le long de la jambe, afin d'éviter la déformation du cuir et d'assurer une contention plus efficace.

Pour la confection de cet appareil, le moulage du bassin et de tout le membre malade est nécessaire, ainsi qu'il est facile de le concevoir.

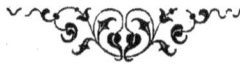

§ 5. — APPAREIL APPLICABLE PENDANT LA MARCHE

Après le séjour plus ou moins prolongé dans la gouttière, il survient, assez fréquemment, des déviations de la tête du fémur, pendant la période de convalescence.
On ne peut espérer permettre la marche sans danger, si le sujet n'est solidement

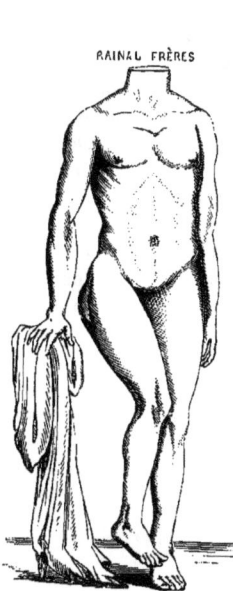
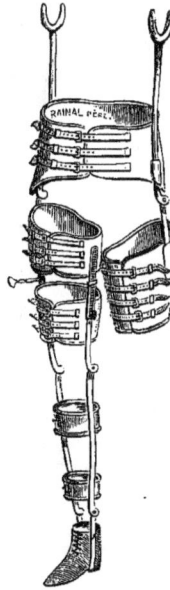

Fig. 191.   Fig. 50.

maintenu par un appareil embrassant bien exactement le bassin et supportant le
poids des parties supérieures du corps. Chez les jeunes enfants, on a, en outre, à
craindre la scoliose, qui se produit assez fréquemment lorsqu'il existe un raccourcissement. L'appareil applicable représenté figure 50 est destiné à supporter le poids
du corps et à soulager les surfaces articulaires. Le modèle se compose d'une ceinture en cuir moulé, embrassant exactement le bassin et prenant son point d'appui
sur le sommet des grands trochanters. Deux tuteurs, terminés par des béquillons,
soutiennent les parties supérieures du tronc. Tout le membre malade est maintenu
dans l'appareil, qui est mobile au niveau des articulations coxo-fémorales, fémoro-
tibiales et tibio-tarsiennes, afin que le sujet puisse exécuter tous les mouvements.
L'appareil prend son point d'appui à l'ischion. Pour obvier au raccourcissement, la
chaussure du côté malade est garnie de liège : ce qui évite la claudication, cause ordinaire des déviations de la colonne vertébrale.

Lorsque la coxalgie est guérie, avec ou sans raccourcissement, il reste au
malade une rigidité presque complète de l'articulation coxo-fémorale : l'usage
du membre est, par conséquent, en grande partie perdu. Pour faciliter la marche, on

emploie le modèle (fig. 29) qui est un diminutif de la figure 30. Ce modèle est applicable également à la suite de l'arthrite qui succède souvent au redressement brus-

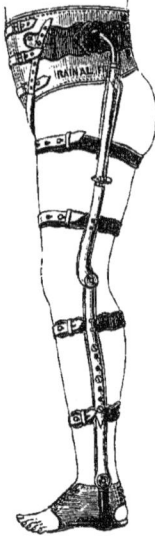
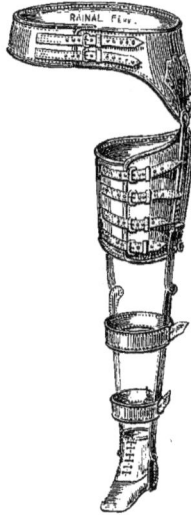

que. Dans les cas de raccourcissement, le membre est muni d'une chaussure garnie de liège.

Un autre principe a été adopté pour le traitement de la coxalgie par l'allongement pendant la marche. Nous reproduisons cet appareil (fig. 923), à simple titre de document, car les essais tentés n'ont guère donné de résultats satisfaisants. Cet appareil se compose d'une ceinture pelvienne métallique, fortement rembourrée. Elle est munie de deux sous-cuisses élastiques, destinés à faire la contre-extension. Un tuteur externe, articulé au niveau de la ceinture, descend le long de la face externe de la cuisse jusqu'à 5 centimètres de l'extrémité inférieure du fémur. Cette attelle est disposée de manière à pouvoir s'allonger et se raccourcir à volonté, à l'aide d'une crémaillère. Deux embrasses métalliques réunissent le tuteur externe à un petit tuteur interne : chaque attelle se termine par une poulie, surmontée d'une boucle.

Fig. 923.   Fig. 29.

Les bandes de diachylon placées sur la cuisse passent sur la poulie et sont fixées par la boucle. Malgré tout le soin apporté à la fixation des bandes de diachylon, cet appareil ne présente aucune fixité. Il ne donne donc aucun résultat comme extension pendant la marche.

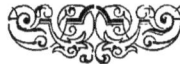

CHARIOT ROULANT

EMPLOYÉ DANS LE CAS DE COXALGIE, PARALYSIE, ATAXIE.

Lorsque l'enfant commence à marcher, afin d'éviter une trop forte pression au niveau de l'articulation coxo-fémorale, on emploie avantageusement le chariot (fig. 1807). Le malade n'est nullement comprimé au niveau du bassin, il est simple-

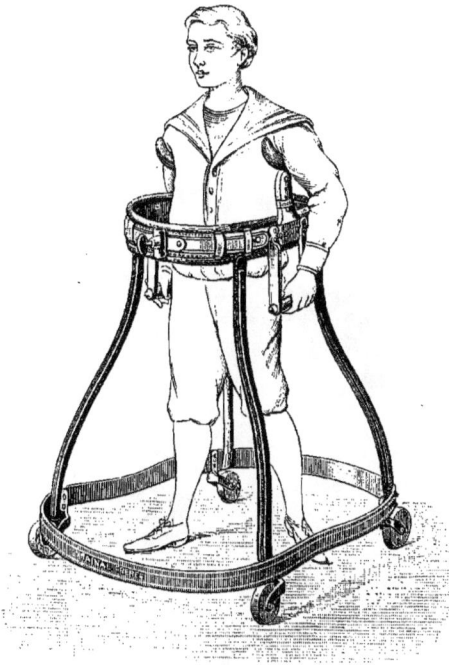

Fig. 1807. — Chariot roulant

ment suspendu pendant la marche. Le point d'appui est pris sous les aisselles. Les membres supérieurs trouvent également un solide point d'appui sur les poignées qui sont disposées de manière à pouvoir être abaissées ou remontées à volonté.

43092. — PARIS. IMPRIMERIE LAHURE

9, rue de Fleurus, 9

A LA MÊME LIBRAIRIE

www.ingramcontent.com/pod-product-compliance
Lightning Source LLC
Chambersburg PA
CBHW062027200326
41519CB00017B/4955

9 7 8 2 0 1 3 5 3 6 0 3 5